Dr. med. Hermann Geesing
Herz-Fit

Dr. med. Hermann Geesing

Herz-Fit

Wie Sie mit einem gesunden Kreislauf ein Leben lang jung bleiben

Mit Herz-Schutz-Diät

HERBIG
Gesundheitsratgeber

Besuchen Sie uns im Internet unter
http://www.herbig-verlag.de

1. Auflage November 1989
2. Auflage Dezember 1989
3. Auflage Februar 1991
4. Auflage Mai 1994
5. überarbeitete und aktualisierte Neuauflage September 1995
6. überarbeitete und aktualisierte Neuauflage März 2003

Umschlaggestaltung: Ulrike Storch, München
Satz: Walter Typografie & Grafik GmbH
Gesetzt aus 10,5/13,5 Punkt Optima in PostScript
Druck und Binden: Jos. C. Huber KG, Dießen
Printed in Germany
ISBN 3-7766-2335-7

Inhalt

Einleitung

Wir grüßen einander »herzlich« und nennen einen Menschen »herzlos« oder »hartherzig«, wenn er nur an sich denkt und keine Nächstenliebe entfaltet. Der Mutige, Entschlossene geht »herzhaft« vor. Wer seinen Kummer preisgibt, der »schüttet sein Herz aus«. Zwei, die sich verstehen, sind »ein Herz und eine Seele«. Wenn Leid zu groß wird, dann »bricht uns das Herz«. Imponierend, wie eng der Volksmund ein Organ unseres Körpers mit Gefühlsregungen verbunden hat – so, als wäre das Herz der Sitz der Seele, gewissermaßen der Gegenpol zum Gehirn, der Zentrale der Vernunft. Große Philosophen und Theologen haben uns sogar aufgefordert, »mit dem Herzen zu denken«, damit Egoismus, Profitgier und Feindseligkeiten endlich ein Ende finden.

Kein anderes Organ ist so eng mit unseren Gefühlen verbunden wie das Herz

Sind das alles nur Sentimentalitäten um das unkomplizierteste Organ unseres Körpers überhaupt, das im Grunde nicht mehr ist als ein einfacher Muskel, bestückt mit einigen Ventilen? Im Gegensatz zu dem unfassbar leistungsfähigen »Chemielabor« unseres Körpers, der Leber, eine rein »technische« Einrichtung, eine Pumpe, mehr nicht?

Diese »Pumpe« muss uns naturgemäß mehr, viel mehr bedeuten. Sie zeigt uns mit dem Herzschlag nicht nur das pulsierende Leben in unserem Körper an – sie ist tatsächlich auch das Organ, das den Zustand unserer

9

Gemütslage verrät. In der Aufregung beginnt das Herz zu hämmern, vielleicht sogar zu rasen, in der Ruhe wird es ruhig und wirkt zugleich beruhigend. Ein einziger Blick auf etwas besonders Schönes lässt es schneller und heftiger pochen – und in der Panik scheint es geradezu stehen zu bleiben. Kein anderes Organ gibt uns so direkt und so spürbar Antwort auf unsere seelischen Regungen. Wen wundert es, dass die Menschen den Sitz der Seele in das Herz verlagerten? Der herzliche Gruß bedeutet letztlich doch, dass mir ein Mensch »ans Herz gewachsen ist«, dass mein Herz allein beim Gedanken an ihn seinen Rhythmus beschleunigt. Und das »herzhafte« Vorgehen meint auch, dass mich ein schwieriges Vorhaben nicht aus der Ruhe bringen, mein Herz nicht in Panik versetzen kann.

Das Herz als Sitz der Seele

Blicken wir auf die Leistungsfähigkeit dieses »einfachen Muskels«, dann kommen wir tatsächlich aus dem Staunen nicht mehr heraus.

Wir kennen es von allen anderen Muskeln unseres Körpers: Wenn wir sie angestrengt haben, sind sie müde. Vielleicht schmerzen sie sogar. Und dann brauchen sie eine Erholungspause. Wer lange gegangen ist, muss stehen bleiben oder sich sogar niedersetzen. Wenn er das nicht tut, wird ihn bald ein schmerzlicher Muskelkrampf dazu zwingen. Wer versucht, einen schweren Gegenstand in seinen Händen zu halten, der wird spätestens nach einer Minute – falls er überhaupt so lange durchhält – aufgeben müssen. Die ermüdeten Muskeln versagen ihren Dienst. Wann eigentlich dürfen sich die Herzmuskeln erholen? Für sie kann es keine Pause geben, denn das Herz darf niemals stehen bleiben.

Das Herz kennt keine Pause

Lebt ein Mensch 80 Jahre lang, dann haben sich seine Herzmuskeln über drei Milliarden Male zusammengezogen und wieder gelöst – ohne Pause. In jeder Stunde schlägt es etwa 4 800 Male, an jedem Tag also etwa 115 000 Male, in jedem Jahr rund 42 Millionen Male. Bei hektischer oder sehr anstrengender Lebensweise können sich diese kaum vorstellbaren Zahlen sogar leicht verdoppeln. Die Leistung dieser winzigen Pumpe ist so groß, dass man mit ihr an jedem Tag einen Güterwagen einen Meter hoch heben könnte. Rund 15 000 Liter Blut werden täglich durch den Kreislauf gepumpt.

Das Herz – eine kleine, aber äußerst leistungsfähige Pumpe

Und das ist wahrhaftig keine Kleinigkeit. Denn zum einen ist das Blut keine glasklare Flüssigkeit, sondern schon eher ein Brei. In einem einzigen Tropfen befinden sich fünf Millionen rote, zwischen 6 000 und 10 000 weiße Blutkörperchen und 300 000 Blutplättchen. Daneben transportiert das Blut Eiweißkörper, Mineralsalze, Hormone, auch Thymuspeptide, Vitamine, Enzyme, Zucker, Fette – und natürlich Sauerstoff. Fast die Hälfte des Blutes besteht aus solchen festen Bestandteilen. Zum anderen ist der Blutkreislauf kein gleichförmiges »Röhrensystem«, durch das unser Blut unbehindert hindurchfließen könnte, sondern die Gefäße, zunächst fingerdick, werden immer feiner und sind schließlich so winzig und fein, dass die Blutkörperchen sich verformen und buchstäblich »dünnemachen« müssen und sich nur noch einzeln hintereinander im Gänsemarsch hindurchschieben können. Dieser Kreislauf ist optimal angepasst. In der Lunge wird das Blut mit Sauerstoff angereichert und über die linke Herzhälfte in die Arterien und in immer kleinere arterielle Gefäße bis in die Kapillaren (kleinste Arterien) transportiert. Damit erhält jede Körperzelle Sauerstoff. Die Kapillaren gehen in die *Venolen* (kleinste Venen) über. Das Blut in den Venolen ist sauerstoffarm und

Das Herz pumpt sauerstoffreiches Blut bis in die kleinsten Arterien

11

damit in der Lage, die Stoffwechselschlacke Kohlendioxid aufzunehmen. Dieses Blut wird über die Venen zur rechten Herzhälfte und dann in die Lunge transportiert. Dort wird das Kohlendioxid abgeatmet, das Blut nimmt wieder Sauerstoff auf und der Kreislauf beginnt erneut. Es ist leicht einzusehen, dass diese schwierige Pumparbeit von dem kleinen Herz allein nicht bewältigt werden könnte. Der Widerstand der immer feineren Blutgefäße würde die ursprüngliche Druckwelle sehr rasch abbremsen und zum Stillstand bringen.

Unser Kreislauf: eine Vielzahl hintereinander geschalteter Pumpen

Damit es dazu nicht kommen kann, hat die Natur das gesamte Arteriensystem zu einem einzigen, komplizierten »Pumpsystem« ausgebaut: Alle Arterien werden von ringförmigen Muskeln umfasst. Wenn die Druckwelle anrollt, lockern sich diese Muskeln. Wenn sie angekommen ist, ziehen sie sich zusammen und drücken die Blutwelle weiter. So ist gewissermaßen eine Pumpe hinter die andere geschaltet. Im gesunden Organismus funktioniert das perfekt. Wir werden sehen, wie mühsam sich das Herz abrackern muss – ohne volle Pumpleistung erzielen zu können –, wenn der richtige Pump-Rhythmus verloren gegangen ist, wenn also die Millionen »Pumpen« nicht mehr harmonisch untereinander, vor allem nicht mehr im rechten Takt zum Herzschlag, funktionieren.

Ein besonderes Problem für diesen Rhythmus bildet die Aufgabe des Kreislaufs als wichtiger Faktor bei der Wärmeregulierung des Körpers. Das Blut versorgt und entsorgt nicht nur unseren Körper, sondern es muss auch die ständig entstehende Verbrennungswärme ableiten. Dabei kommt es immer wieder zu schwierigen »Interessenkonflikten«: Was ist im Moment wichtiger, die Blutversorgung der äußeren Körperbezirke oder die Wärmeregulierung?

12

Bei Kälte schließen sich die Muskeln der feinen Arteriolen, sodass sich das Blut nicht zu stark in der Haut abkühlen kann. Damit ist die Blutversorgung in den entsprechenden Regionen momentan gedrosselt. Und das ist noch längst nicht alles, was Herz und Kreislauf belasten und stören könnte:

• Wenn wir unsere Nahrung mit viel Salz anreichern, dann wird der Körper dadurch gezwungen, mehr Flüssigkeit zu speichern. Die Blutmenge vergrößert sich damit automatisch.

• Wenn unser Organismus nicht mehr ausreichend Insulin produzieren kann, befindet sich zu viel Zucker im Blut, und dadurch werden die Gefäße geschädigt.

Zucker im Übermaß schädigt die Gefäße

• Wenn wir rauchen, zieht das Nikotin die Blutgefäße zusammen. Damit erhöht sich der Blutdruck. Zugleich wird der Verschleiß an den Gefäßwänden größer.

• Wenn es dem Körper im Dauerstress und bei falscher Ernährung nicht mehr gelingt, Fette und Kalkstoffe ausreichend aus dem Blut zu schaffen, kommt es zu einer vermehrten Oxidation von Blutfetten (auf die ich noch näher eingehen werde), und diese werden dann in den Innenwänden der Blutgefäße abgelagert. Die Gefäße wachsen langsam zu und werden steif. Es besteht die große Gefahr, dass sich ein Gefäß völlig verschließt oder dass es unter dem Druck bricht und es dadurch zu einem Herzinfarkt bzw. Schlaganfall kommt.

• Wenn der Gerinnungsfaktor im Blut nicht mehr stimmt – mit jedem Stress wird das Blut »klebriger« –, kann es zu Blutklumpen (Thromben) kommen, die dann an Verengungen und Abzweigungen des Kreislaufs stecken bleiben und einen Verschluss verursachen (Infarkt), oder sie werden vom Blutfluss in die Lunge mitgerissen, sodass eine Embolie das Leben bedroht.

Zu dickflüssiges Blut kann zu Gefäßverschluss führen

*Bei Bewegungs-
mangel muss das
Herz mehr leisten*

• Wenn wir uns zu wenig bewegen, versackt das Blut in den unteren Regionen des Körpers, vor allem in den Beinen. Dann muss das Herz doppelte Arbeit leisten, weil es nicht mehr von Muskelbewegungen unterstützt wird. Schon allein zu flaches Atmen zwingt das Herz zur Mehrleistung.

• Hätten Sie auf Anhieb gewusst, dass leichtes, lockeres Gehen – im Gegensatz zum Sitzen, Stehen, Liegen – das Herz durch die Tätigkeit der so genannten Muskelpumpe in den Waden entlastet und nicht etwa anstrengt?

Herz-Kreislauf-Erkrankungen bilden heute den eigentlichen Hintergrund jeder zweiten Erkrankung und stehen als Todesursache in industrialisierten Ländern an erster Stelle. Das ist für den Arzt eine bestürzende Tatsache, die aber zugleich auch Anlass zu großen Hoffnungen gibt.

Bestürzend, weil diese Krankheiten immer früher auftreten und mittlerweile auch junge Frauen heimsuchen, die vor Jahren noch als weitgehend geschützt dagegen galten. Bestürzend auch, weil es uns in Mitteleuropa bisher trotz sehr intensiver Bemühungen nicht gelungen ist, die Zahlen der Erkrankungen und der oft

*Viele Todesfälle
durch Herz-Kreis-
lauf-Erkrankungen
wären vermeidbar*

vermeidbaren Todesfälle merklich zu senken. In den USA, in Australien und Kanada konnte die Zahl der tödlichen Herzinfarkte und Gehirnschläge um fast ein Viertel verringert werden. Warum bislang bei uns nicht? Noch immer sterben bei uns in jedem Jahr etwa 175 000 Menschen an einem Herzinfarkt. Fast möchte man sagen: 175 000 zu viel. Denn die meisten Infarkte sind kein Schicksalsschlag, den man nicht hätte verhindern können. Rund 600 000 Bundesbürger erkranken jährlich neu an schweren Durchblutungsstörungen der Herzkranzgefäße. Auch das müsste nicht sein.

Genau darauf begründen sich unsere Hoffnungen: In den so genannten schlechten Zeiten gab es deutlich weniger Herz-Kreislauf-Erkrankungen. Auch in den noch nicht so hoch entwickelten Ländern sind sie sehr viel seltener. Dort nehmen sie erst zu, wenn die Menschen unsere Lebensgewohnheiten übernehmen. Das bedeutet aber: Bei diesen Krankheiten handelt es sich in der Regel nicht um ein ererbtes Leiden, dem man nicht ausweichen könnte. Herzinfarkt, Schlaganfall, Herzversagen, Herzschlag, Raucherbein – das alles trifft keinen wie der Blitz aus heiterem Himmel. Die Herz-Kreislauf-Leiden unserer Tage sind, im Gegensatz zu Herzschädigungen durch Infektionen in früheren Zeiten, »Wohlstandsleiden«, das Ergebnis einer falschen Lebens- und Ernährungsweise. Sie lassen sich also verhindern. Und es müsste uns endlich doch gelingen, die großen Risikofaktoren, die ja weithin bekannt sind, auszuschalten und fortan so zu leben, dass unser Herz fit bleibt und die Gefäße jugendliche Elastizität behalten – oder wieder erlangen. Auch das ist, wie Sie sehen werden, möglich. Erwarten Sie von mir keine wissenschaftliche Abhandlung über biochemische Vorgänge, über die komplizierten Vorgänge beim Fettstoffwechsel und dergleichen mehr. Darüber haben Spezialisten in zahlreichen Veröffentlichungen gerade in jüngster Zeit geschrieben. Ich möchte hier nur über das sprechen, was eigentlich jeder von seinem Herz und seinem Kreislauf wissen müsste. Mir geht es darum, Ihnen aufzuzeigen, wie einfach es sein kann, Herz und Kreislauf zu schonen und vor schweren Schädigungen zu bewahren. Aus meinen praktischen Erfahrungen heraus möchte ich Ihnen praktische Informationen anbieten, mit deren Hilfe Sie die Kontrolle über die Leistungskraft Ihres Herzens behalten – was Ihnen viel unnötige

Herz- und Kreislauferkrankungen sind häufig Wohlstandsleiden

Es ist nicht schwer, Herz und Kreislauf gesund zu halten

15

Sorgen und Befürchtungen abnehmen kann. Sie erfahren, wie Sie ohne riesigen Aufwand Ihre Gesundheit festigen und damit die Lebensqualität deutlich verbessern können.

Auch für ein bereits vorgeschädigtes Herz können Sie etwas tun

Sodann will ich aufzeigen, welche Möglichkeiten es gibt, ein schon »angeschlagenes« Herz wieder zu stärken und ein bereits sklerotisch verändertes Gefäßsystem wieder zu verjüngen – im wahrsten Sinn des Wortes.

Glauben Sie mir: Auf keinem anderen Gebiet der Gesundheit ist es so lohnend und sind die Ergebnisse eigener Bemühungen so deutlich spürbar wie überall dort, wo es um Herz und Kreislauf geht. Das vor allem dann, wenn man rechtzeitig damit beginnt, ein »herzliches« Verhältnis zum Herz zu finden.

Heilung kommt nicht von außen

Wir wissen es und sollten es uns doch täglich vorsagen: Gesundheit kann nicht von außen kommen. Es ist unmöglich, Heilung auf irgendeine Weise in den Körper zu schütten. Nur der Körper selbst ist in der Lage, sich die Gesundheit zu bewahren oder Heilung zurückzugewinnen.

Diese Aufgabe aber kann er nur erfüllen, solange das Blut in Schwung bleibt und bis zur hintersten Zelle unseres Körpers vordringen kann.

Lernen wir von Menschen, die rüstig und wach das 100. Lebensjahr erreichten. Sie verdanken ihr hohes Alter und ihre Vitalität nicht einem bestimmten »Wundermittel« oder nicht nur einer angeborenen eisernen Konstitution. Alle haben sie zwei Dinge gemeinsam, und beide sind ganz eng miteinander verknüpft: ein heiteres Gemüt – und einigermaßen normale Herz-Kreislauf-Verhältnisse.

Die Richtung ist klar. Versuchen wir gemeinsam, den günstigsten Weg zu finden.

16

Dieses Buch informiert über die Möglichkeiten einer natürlichen, sanften Behandlung von Herz und Kreislauf, insbesondere wenn es noch nicht zu schweren Gesundheitsstörungen gekommen ist. Es soll Hilfe zur Vorbeugung von Erkrankungen und Hilfe zur Selbsthilfe dagegen geben. Doch das kann es nur in den Fällen, in denen noch keine Therapie mit hochwirksamen, jedoch mit Nebenwirkungen behafteten Arzneimitteln und auch noch kein operativer Eingriff erforderlich ist. Dieses Buch kann – und will auch nicht – die notwendige Konsultation des Arztes ersetzen. Es soll zu einem besseren Verständnis der Zusammenhänge bei gesundheitlichen Störungen von Herz und Kreislauf beitragen. Denn Informationen helfen, Ängste abzubauen, und sie motivieren zu einem gesünderen Leben.

Hilfe zur Selbsthilfe und zur Vorbeugung

17

1 Wunderwerk Herz-Kreislauf-System

Unser Herz ist pausenlos im Einsatz. Rund um die Uhr pumpt es ca. fünf Liter Blut durch unseren Körper. Kein anderes Organ ist so leistungsstark und hält so viel aus wie unser Herz-Kreislauf-System. Umso erschreckender ist es, wie leichtfertig wir häufig damit umgehen. Stress, falsche Lebensführung – all das muten wir unserem Herz zusätzlich zu. Erste Warnzeichen für Herz-Kreislauf-Erkrankungen werden oft über Jahre hinweg nicht ernst genommen und bleiben unbehandelt. Dabei könnte so manche Herzkrankheit oder ihre Folgeschäden vermieden werden, wenn wir besser auf unser Herz achten würden.

Oft wird der Arztbesuch zu lange hinausgezögert

Das ist ganz typisch, aber sehr bedauerlich: Wegen eines zu hohen oder zu niedrigen Blutdrucks, wegen Kreislaufstörungen, gelegentlicher Herzschmerzen oder auch deutlich spürbarer Durchblutungsstörungen machen sich die wenigsten Menschen große Sorgen. Sie warten erst einmal ab, ob die Beschwerden oder Schmerzen nicht wieder von selbst verschwinden. Auch wenn das nicht der Fall ist, geben sie sich zufrieden, solange die Anzeichen der gesundheitlichen Störungen sich nicht merklich verschlimmern.

So kommt es, dass wir Ärzte Störungen im Herz-Kreislauf-Bereich in aller Regel erst dann zu sehen bekom-

18

men, wenn sich als deren Folge ein ganz anderes Leiden ergeben hat, das keinen Aufschub duldet. Fragt man dann den Patienten: »Haben Sie nicht gewusst, dass Ihr Blutdruck mit 180/100 viel zu hoch ist?«, schüttelt er vielleicht den Kopf und sagt: »Mir hat nie etwas gefehlt. Ich fühlte mich wohl.« Oder er muss sogar zugeben: »Gewusst habe ich es schon. Doch die Medikamente, die mir verschrieben wurden, haben mich so müde gemacht. Ich habe sie bald wieder weggelassen.« Ähnlich ist es bei Durchblutungsstörungen: Eine Frau kann nur noch 20, 30 Schritte gehen, dann zwingen sie Muskelkrämpfe, stehen zu bleiben. Sie leidet an der so genannten »Schaufensterkrankheit«. Der Volksmund hat diesen Ausdruck für Durchblutungsstörungen in den Beinen geschaffen, weil die Betroffenen von einem Schaufenster zum anderen trippeln und dann so tun, als würden sie aufmerksam die Auslagen betrachten. Niemand soll mitbekommen, wie sehr die Beine wehtun.

Viele wissen um ihren erhöhten Blutdruck – und tun nichts

Fragt man eine Frau mit einer fortgeschrittenen Arteriosklerose nun, ob sie denn nicht gemerkt habe, dass die Durchblutung ihrer Beine mehr und mehr behindert ist, dann wird sie wohl antworten: »Ach, wissen Sie, wenn einem gelegentlich die Beine einschlafen oder man in der Früh im Bett einen Wadenkrampf hat, geht man doch nicht gleich zum Arzt. Man käme sich ja lächerlich vor.«

Selbst Herzinfarktpatienten sind erstaunt, dass es ausgerechnet sie getroffen hat – obwohl sie seit Jahren ganz deutliche Hinweise verspürten, immer wieder, und stets etwas deutlicher gewarnt wurden. »So ein bisschen Herzstechen beim raschen Treppensteigen, das hat doch jeder einmal, oder?«, versucht er seinen Leichtsinn zu entschuldigen.

Die meisten Herzinfarkte kündigen sich lange vorher an

Und auch Leuten mit viel zu niedrigem Blutdruck oder sehr labilen Kreislaufverhältnissen kann man oft den Vorwurf nicht ersparen:»Warum haben Sie das über Jahre hingenommen, gelitten und sich unwohl gefühlt?« Diese Patienten glauben, die beste Ausrede parat zu haben:»Mit niedrigem Blutdruck lebt man doch schonender, weil man nicht dauernd unter Volldampf steht.« Sie wissen offensichtlich nicht, dass diese »schonende Lebensweise« sehr leicht in eine Unterversorgung umkippen kann, mit der dann unzählige Gesundheitsrisiken verbunden sind.

Was viele nicht wissen: Auch ein zu niedriger Blutdruck birgt Risiken

Es ist sicherlich richtig: Ein Wadenkrampf oder »eingeschlafene« Glieder sind noch kein Grund, den Arzt aufzusuchen. Doch solche Hinweise sollten als Warnzeichen verstanden und damit zum Anlass werden, die Lebensweise so zu verändern, dass der »Alarm« überflüssig wird und deshalb wieder verstummt.

Schwieriger ist die Situation beim Bluthochdruck. Dieser Fehler meldet sich nicht unbedingt mit Warnungen. Im Gegenteil: Man fühlt sich besonders fit und leistungsfähig, weil der »Motor« ja »auf höchsten Touren« läuft. Der dadurch entstehende vorzeitige Verschleiß wird meist erst sehr spät erkannt. Bluthochdruck ist in der Tat heimtückisch. Er kann im Organismus erhebliche Schäden anrichten und das Leben deutlich verkürzen.

Bluthochdruck, das heimtückische Leiden

Herr Diethelm W., etwas über 50, kam 1987 zu uns. Was hatte dieser Geschäftsmann alles hinter sich! Zwei Mal, 1983 und 1985, musste er jeweils an einem faustgroßen Leberabszess operiert werden. Seit Jahren quälte er sich durchs Leben, lustlos, leistungsschwach, von unerklärlicher Übelkeit und Schwindelgefühlen geplagt, die sich vor allem in den Morgenstunden einstellten. Das steigerte sich immer häufiger bis hin zum

Brechreiz. Schon nach kurzer körperlicher, speziell aber nach geistiger Belastung legte sich Heiserkeit auf seine Stimme – bis hin zum Versagen der Stimme. Herr W. hatte ziemlich Übergewicht und war übernervös, geplagt von großer innerer Unruhe. Seine Blutdruckwerte lagen bei 220/120, seine Blutfettwerte waren bedenklich hoch.

Was hätte sich dieser Mann alles an Leid und Unwohlsein Jahrzehnte hindurch ersparen können, wäre er rechtzeitig zum Arzt gegangen! Wir mussten vor allem dafür sorgen, dass die schlimmsten Fehler ausgeschaltet wurden und sein Organismus, speziell sein Blutkreislauf, die Möglichkeit erhielt, gesund zu funktionieren.

Ein rechtzeitiger Arztbesuch kann manchmal viel Leid ersparen

Wir haben Herrn Diethelm W. mit einer Heilfasten-Therapie behandelt. Nach drei Wochen lag sein Blutdruck bei 140/80, seine Fettwerte waren wieder normal. Alle Beschwerden, wie Übelkeit, Schwindelgefühle, Brechreiz, Geräusche in den Ohren, waren weg. Unser Patient versprach, fortan vernünftig zu leben – und kannte nur ein großes Bedauern: »Warum habe ich nicht viele Jahre früher die Weichen richtig gestellt! Ich habe viele Jahre sinnlos weggeworfen!«

Das unermüdliche Herz

So ist es immer wieder. Unfassbar, was Millionen Menschen heute ihrem Herz zumuten! Sie tun das nicht zuletzt deshalb, weil es tatsächlich nahezu unverwüstlich ist und unendlich viel »einstecken« kann; weil es sich den Anforderungen geschickt anpasst, bei Leistungssportlern beispielsweise auf die doppelte Größe anwachsen kann.

Unfassbar, was manche Leute ihrem Herzen zumuten

Dabei muss man sich vor Augen halten: Allein die Herzmuskeln brauchen Tag für Tag, um ihre Arbeit leisten zu können, über 40 Liter Sauerstoff. Bei großen Leistungen kann dieser Bedarf bis zum Vierfachen ansteigen! Wenn wir nicht richtig atmen oder uns in schlecht gelüfteten, verrauchten Räumen aufhalten, muss das Herz trotzdem weiterschlagen. Man kann sich leicht vorstellen, wie umfangreich das Blutversorgungsnetz im Herzmuskel sein muss, damit diese gewaltige Menge an Sauerstoff beigeschafft werden kann. Andererseits darf man sich auch nicht wundern, dass die Herzkranzgefäße, die den Herzmuskel mit Sauerstoff versorgen, besonders stark beansprucht werden. Es klingt fast wie eine Ironie, dass dieser Muskel, der pausenlos mit frischem Blut zu tun hat, der an der Quelle arbeitet, in so vielen Fällen regelrecht »verdursten« muss, weil die Herzkranzgefäße wie die Röhren einer Kaffeemaschine durch Ablagerungen regelrecht verstopft sind.

Ohne ausreichend Sauerstoff »verdurstet« der Herzmuskel regelrecht

Eigentlich haben uns erst die Versuche, ein künstliches Herz zu schaffen, gezeigt, wie unverwüstlich unser Herz ist. Trotz sehr intensiver Versuche über viele Jahrzehnte, an vielen Universitäten und Forschungslabors durchgeführt, ist es bisher nicht gelungen, ein Material zu finden, das zum einen das aushalten könnte, was die inneren Wände des Herzens und der anschließenden Schlagadern aushalten, und das zum anderen zugleich die Blutkörperchen bei ihrem heftigen Aufprall nicht schädigt. Im günstigsten Fall konnte bislang ein künstliches Herz einige Wochen ein organisches Herz ersetzen, dann musste es wieder entfernt werden.

Kein künstliches Material hält so viel aus wie unser Herz

Genau betrachtet besteht unser Herz mit seinen zwei Kammern und den beiden Vorhöfen aus einer Doppelpumpe. Die rechte Hälfte saugt das verbrauchte Venenblut an und pumpt es weiter in die Lunge, wo es mit Sauerstoff aufgeladen wird. Aus der Lunge fließt das »frische« Blut in die linke Herzhälfte, die es dann in den Körper pumpt. Das geschieht im Gleichtakt: Wenn sich die beiden Vorhöfe zusammenziehen, sind die kräftigeren Kammern entspannt, wenn die Kammern, mit Blut gefüllt, zusammengepresst werden, sind die Vorhöfe entspannt und somit offen für neues Blut. Damit die Blutmengen nicht zurückfließen können, blockieren Herzklappen, die Ventile, den Rückweg.

Die Herzkammern und die Vorhöfe arbeiten im Gleichtakt

Mit jedem Herzschlag wird auf diese Weise etwa eine Teetasse voll Blut weitergepumpt.

Wir haben schon gefragt: Wann können sich die Herzmuskeln eigentlich erholen?

Die Antwort lautet: Immer nur in den Bruchteilen einer Sekunde zwischen den Herzschlägen, also immer nur dann, wenn der Muskel für eine winzige Zeit entspannt ist. Nur dann kann er mit Blut versorgt werden. Und nur dann ergibt sich die Möglichkeit, entstandene Verbrennungsrückstände wegzuschaffen. Wer sein Herz schonen will, ohne dass die Versorgung des Organismus mit Blut gedrosselt wird, der muss also dafür sorgen, dass der Herzschlag einen ruhigen, langsamen Rhythmus findet – und trotzdem möglichst viel Blut weitergepumpt wird. Die winzigen Entspannungsmomente zwischen den einzelnen Schlägen müssen möglichst ausgedehnt werden, und es muss trotz aller Kürze jeweils zu einer völligen Entspannung kommen.

Das Herz selbst kennt nur winzige Entspannungspausen

Ziehen wir wieder einen Vergleich mit anderen Muskeln: Solange wir zügig gehen, ohne Hast und ohne übermäßige Anstrengungen, können wir das zwei, drei,

23

bei einiger Übung sogar vier Stunden und mehr durchhalten, ohne durch Ermüdung zum Einhalten gezwungen zu werden. Ein rascher Sprint dagegen muss schon nach Sekunden abgebrochen werden, weil dann die Kräfte ihre Leistungsgrenze erreicht haben. Für 100 oder 200 Meter kann der Sprinter seine ganze Leistungskapazität ausschöpfen. Für 400 Meter muss er mit seinen Kräften bereits haushalten. Ein 3 000-Meter-Lauf oder gar ein Marathonlauf muss klug eingeteilt werden und ist auch nur dann durchzuhalten, wenn das entsprechende Training vorausgegangen ist.

Nur regelmäßiges Training stärkt das Herz

Anders gesagt: Selbstverständlich darf man sein Herz anstrengen. Und das muss man sogar, weil es nur so trainiert wird. Training heißt aber: regelmäßige Übung. Es bringt überhaupt nichts und ist obendrein gefährlich, wenn man lediglich gelegentlich versucht, etwa im Urlaub oder ab und zu am Wochenende, eine Superleistung zu erbringen. Das untrainierte Herz würde überfordert. Der Herzmuskel kann je nach Anforderung wachsen oder verkümmern. Jedes Abweichen von der Norm ist problematisch. Jedes untrainierte Überfordern stellt eine enorme Gefahr dar.

Lassen Sie mich dazu zwei Beispiele geben: Angenommen, ein Jugendlicher trainiert täglich in den Morgenstunden mit anstrengendem Waldlauf oder Jogging bis an die Grenzen seiner Leistungsfähigkeit. Dann wird sein Herz sich vergrößern. Es ist damit leistungsfähiger und kräftiger geworden, pumpt also deutlich mehr Blut durch den Kreislauf. Wollte er eines Tages abrupt sein Training abbrechen, dann wäre sein Herz für den nun gedrosselten Bedarf regelrecht zu groß. Er müsste befürchten, später krank zu werden. Zwar versucht der Körper, nicht mehr benötigte Muskeln wieder abzubauen, doch beim Herzmuskel ist das schwieriger als bei anderen Muskeln. Nicht zuletzt deshalb sind Leistungssportler, die ihr Training nicht zumindest in begrenztem Umfang weiterführen – und zwar lebenslang –, in besonderer Weise vom Herzinfarkt bedroht. Ich kenne Sportler, die wenige Jahre nachdem sie sich vom aktiven Wettkampfsport zurückgezogen hatten, also schon mit knapp 30 Jahren, einen Herzinfarkt erlitten.

Das zweite Beispiel: Ein Jugendlicher tut wenig für seine Gesundheit, weil für ihn Studium und Beruf Vorrang haben, er will Karriere machen. Mit 40 Jahren dämmert ihm, nicht zuletzt weil sich Erschöpfungszustände einstellen, dass es höchste Zeit ist, nun endlich Sport zu treiben. Er versucht, sich in Loipen und auf Trimmpfaden zu Höchstleistungen zu zwingen, die seine Konstitution natürlich überfordern. Die Leistung seines Herzens hat sich auf die Normalbelastung eingependelt. Für alles, was darüber hinausgeht, fehlt ihm das Training. Auch er ist in großer Gefahr, durch die Überforderung seines Herzens buchstäblich auf der Strecke zu bleiben.

Ungewohnte sportliche Höchstleistungen sind gefährlich

Training des Herzens bedeutet, zunächst die Leistungsgrenze zu erkennen, um sie dann vorsichtig, Schritt um Schritt, in regelmäßigen Übungen nach oben zu verschieben.

Weit bedrohlicher als sportliche Überforderungen sind aber pausenlose Überanstrengungen des Herzens ohne körperliche Betätigung. Sie sind im Dauerstress, aber auch durch zu üppige Ernährung und vor allem durch regelmäßigen Gebrauch von Genussgiften und Aufputschmitteln gegeben. Wir werden im Einzelnen darauf noch zurückkommen. Hier vorerst nur so viel: Wenn der Herzschlag beschleunigt wird, ohne dass wir

Dauerstress ohne körperlichen Ausgleich überfordert das Herz

25

durch körperliche Anstrengung gleichzeitig gezwungen werden, auch schneller und tiefer zu atmen, dann leidet das Herz unter einer mangelhaften Versorgung und Entsorgung. Es bekommt zu wenig Sauerstoff und Betriebsstoffe. Die winzigen Erholungspausen sind außerdem so sehr verkürzt, dass es nicht einmal das zu knappe Angebot unterbringen kann.

In dieser Situation leben heute aber Millionen Menschen, die in unserer Leistungsgesellschaft ständig unter Druck stehen. Der Vergleich mit der Ermüdung der Muskeln beim Gehen und Sprinten zeigt aber noch etwas: Im Gehen reichen die kurzen Pausen zwischen Strecken und Beugen der Beinmuskeln offensichtlich zur Erholung aus. Beim Sprinten besteht praktisch eine ständige Anspannung, weil die Pausen zwischen den Bewegungsabläufen zu kurz geworden sind. Ständige Anspannung ermüdet sehr rasch, das Intervall, vor allem das rhythmisch harmonische Intervall, schafft Erholungspausen. Eine Faust lässt sich nur für einen kurzen Moment mit aller Kraft ballen. Aber öffnen und wieder schließen kann man die Hand über einen längeren Zeitraum hinweg. In dieser Tatsache liegt die Stärke unseres Herzens begründet. Wir müssen lediglich dafür sorgen, dass dessen Rhythmus so oft und so lange wie möglich in völliger Entspannung und ohne verkrampfte Hektik erfolgen kann.

Der Rhythmus von An- und Entspannung muss stimmen

Wenn das Herz ermüdet

Permanente Anspannung lässt das Herz ermüden

Wenn wir das nicht tun, sondern im heillosen Wirbel dahinleben, werden wir früher oder später erleben müssen, dass unser Herz ermüdet und schließlich nicht mehr in der Lage ist, seine Arbeit kraftvoll und leistungsstark zu verrichten. Diese Situation ist aber offensichtlich weiter verbreitet, als man gewöhnlich annimmt, und in vielen Fällen völlig verkannt. Ist die Übermüdung erst einmal so stark geworden, dass wir Ärzte von einer Links- oder Rechtsinsuffizienz sprechen, dann ist es meistens zu spät, um eine völlige Leistungsfähigkeit des Herzens wiederherzustellen. Wie sollte man das auch tun? Man kann das Herz ja nicht vorübergehend stilllegen, damit es sich erholen kann. Alle Mittel, die dann zur Anwendung gelangen, sind nur Stützen, die den völligen Zusammenbruch verhindern sollen.

Ist das Herz völlig übermüdet, droht Herzinsuffizienz

Wenn der linke Teil des Herzens übermüdet seinen Dienst versagt, dann nimmt das Herz das aus der Lunge zurückfließende, sauerstoffreich gewordene Blut nicht mehr richtig an. Das Blut staut sich dann vor allem im Lungenraum. Die Folgen sind Atemnot mit dem Versuch, sich durch tiefes und beschleunigtes Atmen Erleichterung zu verschaffen. Diese Atemnot zeigt sich zuerst bei Anstrengungen, etwa beim Treppensteigen, später aber auch im Ruhezustand. Im fortgeschrittenen Stadium eines Linksherzversagens muss der Patient im Bett sitzend schlafen, weil er es liegend nicht mehr aushalten würde. Er zeigt sich blau verfärbt, hustet gequält und ringt mit Atemnot. Auch das Herzasthma (Asthma cardiale) ist das Ergebnis eines solchen Staus vor dem erschöpften Herz. Unzählige Menschen husten, leiden vor allem nachts unter erheblichen Atemproblemen und wissen nicht, dass das mit ihrem Herz zu tun hat. Sie meinen, sie litten unter einer chronischen Bronchitis oder Asthma.

Atemnot ist oft das erste Alarmzeichen für ein Linksherzversagen

Wenn die linke Herzhälfte übermüdet ist, muss die rechte doppelte Arbeit leisten, was zur Folge hat, dass sich bald nach einer Linksinsuffizienz in aller Regel auch eine Rechtsinsuffizienz einstellt. Dann kommt es zu Stauungen im Kreislauf des Körpers, begleitet von Wassersucht und Stauungen des Blutes in Organen. Ein typisches Zeichen für ein Rechtsherzversagen sind deutlich aufgequollene Halsvenen. Hebt man die Hände in die Höhe, dann bleiben auch die Venen des Handrückens prall gefüllt, weil das Blut nicht zurückfließen kann. Wenn sich das Blut in der Leber staut, wird sie druckempfindlich und vergrößert sich. Es kommt zu Übelkeit, Völlegefühl, Blähungen. Staut sich das Blut in den Nieren, ist die Harnmenge verringert und der Harn konzentrierter. Die Beine schwellen an. Vor allem über den Knöcheln kann man Dellen eindrücken, die lange sichtbar bleiben. Anfänglich treten solche Schwellungen infolge einer Wasseransammlung nur tagsüber auf und verschwinden nachts wieder.

Ödeme können auf eine Rechtsherzinsuffizienz hindeuten

Man sieht: Es ist keineswegs so, dass ein über Jahrzehnte misshandeltes Herz einfach stehen bleibt. Es kann sich noch Jahrzehnte weiterquälen – und dabei auch recht heftige Beschwerden und Leiden verursachen. Die oft gehörte, sehr leichtfertige Behauptung »Der Herztod ist der schönste Tod, deshalb ist es vielleicht besser, man schont sein Herz nicht allzu sehr, damit es zum rechten Zeitpunkt zu schlagen aufhört und mir viel Leid erspart« ist ein großer Irrtum, ja eine totale Verdrehung von Ursache und Wirkung. Zu den meisten Krankheiten kommt es nicht trotz eines guten Herzens, sondern sie entstehen eben, weil Herz und Kreislauf nicht die optimale Leistung erbringen können. Deshalb wäre es geradezu frevelhaft und verhängnisvoll, wollte man Sorge und Sorgfalt für ein gesundes Herz im Hinblick auf einen möglichst schmerzlosen Tod vernachlässigen.

Ein misshandeltes Herz kann große Beschwerden verursachen

Eine andere Form der Herz-Erschöpfung ist die Verlangsamung des Herzschlags unter 40 Schläge pro Minute. Dies ist vor allem im Alter nach einem sehr hektisch geführten Leben in pausenloser Überforderung ohne Entspannung nicht selten der Fall. Die Betroffenen sind übermäßig müde und erschöpft, erleiden vielleicht häufig Ohnmachtsanfälle oder Krämpfe. Heute pflanzt man diesen Menschen einen Herzschrittmacher ein. Das ist ein elektrischer Impulsgeber, der batteriegespeist über eine Elektrode den Herzmuskel im richtigen Rhythmus zur Kontraktion reizt. Auch wenn das Einsetzen eines Herzschrittmachers heute eine relativ komplikationslose Sache ist, die unter örtlicher Betäubung durchgeführt werden kann, und obwohl die Träger eines Herzschrittmachers weitgehend beschwerdefrei leben können, wäre es töricht, wollte man sein Herz zu Tode schinden und sich dabei in Sicherheit wiegen: »Im schlimmsten Fall lasse ich mir den kleinen Apparat einsetzen!« Ein Herz mit sklerotisch veränderten Blutgefäßen kann man auch mit dem leistungsstärksten Herzschrittmacher nicht mehr stützen. Außerdem könnte der Herzschrittmacher auch zu spät kommen. Schließlich: Ein Herzschrittmacher älterer Bauart ist ein Automat. Er wird niemals seinen Rhythmus den gegebenen Notwendigkeiten anpassen. Er kann nicht »höher schlagen«, wenn uns Sympathie oder gar Liebe erfüllen. Moderne Herzschrittmacher jedoch können sich den Erfordernissen anpassen, sodass sie nur dann eingreifen und den Rhythmus vorgeben, wenn das Herz von sich aus keine ausreichende Schlagzahl halten kann. Dadurch wird in vielen Fällen eine Anpassung an die jeweilige Lebenssituation möglich und gleichzeitig die Gefahr gebannt, dass das Herz plötzlich stehen bleibt.

Ein Herzschrittmacher regelt die Herzschlagzahl

Sind die Herzgefäße verkalkt, hilft auch ein Herzschrittmacher nicht mehr

Wenn Herz und Kreislauf aus dem Takt geraten

Das Herz verfügt über seine eigene Nervenreizleitung

Ähnlich wie das schwache Herz vom Herzschrittmacher einen elektrischen Reiz bekommt, auf den hin der Muskel sich zusammenzieht, besitzt das gesunde Herz eine eigene, autonome Nervenreizleitung, die für den stets angepassten Herzschlag sorgt. Im Gegensatz zu anderen Muskeln braucht es also für seine »Aktivierung« keinen Reiz von außen. Das ist auch notwendig. Denn ohne diesen direkten Nervenimpuls wäre es nicht imstande, über Jahrzehnte hinweg zuverlässig zu arbeiten – und zwar stets im richtigen Zusammenspiel der einzelnen Muskeln: Zuerst ziehen sich die Muskeln der Vorhöfe zusammen, dann die der beiden Herzkammern. In diesem Wechsel muss auch das Öffnen und Schließen der »Ventile« im richtigen Takt erfolgen. Beständigkeit und Harmonie werden durch die eigene Nervenreizleitung gewährleistet.

Das vegetative Nervensystem sorgt für die Anpassung des Herzschlags an unsere seelische Verfassung

Daneben ist natürlich auch das Herz wie alle anderen Organe mit ihren Funktionen an das vegetative Nervensystem angeschlossen. Es sorgt für die Anpassung, etwa die Beschleunigung des Herzschlags im Bedarfsfall und bei Gemütsregungen.

Diese beiden Systeme können nun tatsächlich in eine gewisse Rivalität miteinander geraten. Vor allem aber kann es zwischen Herz und Kreislauf zur Disharmonie kommen. Denn der Kreislauf kennt nur die eine »Steuerung«, die des vegetativen Nervensystems.

Was in einem solchen Fall geschieht, das könnte man mit einem Motor vergleichen, der falsch eingestellt ist: Erfolgt die Zündung schon, während der Kolben sich noch nach oben bewegt, dann wirkt die Kraft der Verbrennung gegen den Motor. Sie treibt nicht an, son-

30

dern bremst. Wenn die Ventile sich im falschen Rhythmus öffnen und schließen, kann der Motor ebenfalls keine volle Leistung bringen. So ungefähr ist es auch, wenn die Abstimmung zwischen Herz und Kreislauf verloren gegangen ist. In diesem Fall sind die Gefäße nicht geöffnet, wenn vom Herz her die Blutwelle anrollt, sondern gerade geschlossen, also nicht in der Lage, die volle Menge aufzunehmen. Das Herz muss sich doppelt und dreifach anstrengen und schafft es trotzdem nicht, einen starken, regelmäßigen Blutfluss zustande zu bringen. Es kämpft stets gegen erhöhten Widerstand an. Das Blut aber »versickert« regelrecht, weil sich die Muskeln, die es weiterdrücken sollten, nun öffnen. Ein solcher Kreislauf, in dem die Koordination der einzelnen Abläufe nicht mehr stimmt, verbraucht unendlich viel unnötige Kraft, ohne dadurch die optimale Blutversorgung zu erreichen. Das Herz wird überanstrengt, die Gefäße werden durch die erhöhte Beanspruchung vorzeitig zerstört.

Die Abstimmung zwischen Herz und Kreislauf muss stimmen

In den meisten Fällen der Dissonanz zwischen Herz und Kreislauf ist es glücklicherweise nicht so schlimm, dass beide regelrecht gegeneinander arbeiten. Doch es genügt ja schon eine minimale »Phasenverschiebung«, um die Anstrengungen des Herzens und der Gefäßmuskeln deutlich zu erhöhen. Wenn die Gefäße sich auch nur um den Bruchteil einer Sekunde zu früh oder zu spät öffnen, wenn die Gefäßmuskeln nicht genau dann, wenn es nötig ist, völlig erschlaffen, aber auch, wenn sie sich verfrüht oder verspätet schließen, oder wenn ihr Zusammenziehen nicht kraftvoll erfolgt – immer ist das Herz der Leidtragende. Es muss völlig unnötige und oft wirkungslose Anstrengungen vollbringen. Es rackert sich ab – und die Leistung bleibt trotzdem ungenügend.

Bei Dissonanzen zwischen Herz und Kreislauf muss sich das Herz unnötig anstrengen

Wir müssen unsere innere Harmonie wiederfinden

Viele Formen des Bluthochdrucks und eines zu niedrigen Blutdrucks sind sicherlich auf solche Dissonanzen zurückzuführen. Dann kann man mit Medikamenten relativ wenig erreichen. Man muss versuchen, zur inneren Harmonie zurückzufinden. Nicht zuletzt deswegen spielt bei uns in der Schwarzwald Privatklinik Obertal bei der Behandlung von Herz-Kreislauf-Störungen das Autogene Training eine ganz wichtige Rolle. Die körperlichen Funktionen, speziell die Herz-Kreislauf-Rhythmen, können nur gesund aufeinander abgestimmt bleiben, solange die Impulse von Kopf und Seele her Ordnung signalisieren. Wenn der Arzt dem Hypertoniker gefäßerweiternde Mittel verordnet oder Medikamente, die die Wassermenge des Körpers verringern, dann sinkt der Blutdruck wunschgemäß. Das ist richtig. Doch die innere Harmonie und die Entspannung und Entkrampfung, die den gesunden Kreislauf gewährleisten könnten, werden damit natürlich nicht erreicht. Gelingt es dagegen, sich wirklich zu entspannen, einen gesunden Rhythmus zwischen Anspannung und Entspannung zu finden, dann werden blutdrucksenkende Medikamente meistens von selbst überflüssig.

Gesunde Entspannung kann Medikamente überflüssig machen

Dazu gehört dann allerdings auch, dass man nicht pausenlos in das Spiel der Kräfte, die an Herzschlag und Blutkreislauf beteiligt sind, eingreift.

Betrachten wir hier nur kurz das Beispiel Rauchen: Bei jedem Zug an der Zigarette gerät das Gift Nikotin über die Schleimhäute von Mund und Atemwegen ins Blut. Dieses Gift strafft die Muskeln der Blutgefäße und sorgt somit für eine Erhöhung des Blutdrucks. Das Blut schießt schneller durch die straffen Gefäße.

Das kann zunächst vor allem für Menschen mit einem zu niedrigen Blutdruck ein durchaus willkommener

Effekt sein. Abgesehen davon, dass das Nikotin massiv in die Steuerung des Kreislaufs eingreift und zur Dissonanz des Kräftespiels beiträgt, zugleich einen höheren Verschleiß in den Blutgefäßen mit sich bringt, sieht sich der Körper gezwungen, für einen raschen Abbau des Nikotins zu sorgen. Er stellt also ein »Gegenmittel« her. Und schon ist der Gegeneffekt gegeben: Fehlt nun das Nikotin, weil der Raucher fortan auf die Zigarette verzichtet, dann ist der Blutdruck noch niedriger als zuvor. Es dauert eine ganze Zeit, bis der Organismus erkannt hat, dass er auf die Produktion des »Anti-Nikotins« verzichten kann. In der Zwischenzeit hat der Raucher aber in den meisten Fällen bereits wieder zur Zigarette gegriffen, und das unheilvolle Spiel beginnt von vorne.

Nikotin stört das Zusammenspiel von Herz und Kreislauf

Ähnlich ergeht es jenem, der regelmäßig zu Aufputschmitteln greift, um die Grenze natürlicher Müdigkeit überspringen zu können: Der natürliche Rhythmus und die Fähigkeit, sich zu entspannen, gehen verloren. Es kann sogar dazu kommen, dass der Körper auf die Mittel, die ihm zugeführt werden, genau entgegengesetzt der erhofften Wirkung reagiert, dass man also auf Aufputschmittel hin müde, auf Beruhigungsmittel hin hellwach wird.

Neben der Dissonanz der einzelnen Rhythmen kommt es nicht gerade selten auch zu Störungen wie einem »Stolpern« des Herzschlages, zum heftigen Herzklopfen, zum davonrasenden Puls oder auch zum gelegentlichen Aussetzen des Herzschlages. Alle diese Herzrhythmusstörungen sind relativ harmlos und meistens auch rasch wieder behoben – vorausgesetzt, man gerät nicht in Panik und befürchtet nicht gleich das Schlimmste. Tatsächlich ist auch irgendeine, vielleicht sogar unbewusste Angst die eigentliche Ursa-

Wenn das Herz aus dem Takt kommt: Ruhe bewahren

33

che. Fehlgesteuert vom Kopf aus, kann es passieren, dass sich in der Panik die Vorhöfe und Kammern gleichzeitig zusammenziehen oder dass die einen schneller als die anderen pumpen.

In all diesen Fällen hilft am besten die ruhige Gewissheit: Mein Herz ist nicht krank! Ich habe es nur durcheinander gebracht. Tiefes Durchatmen, das Trinken von eisgekühltem Mineralwasser und eventuell ein kaltes Armbad helfen meistens rasch.

Bei Herzflimmern besteht Lebensgefahr

Höchst gefährlich ist allerdings das so genannte Herzflimmern, das man, je nachdem, welcher Teil des Herzens betroffen ist, als Vorhofflimmern oder als Kammerflimmern bezeichnet. Durch eine Muskelerkrankung oder durch Einfluss von außen, etwa Blitzschlag oder Elektrisieren, kann es dazu kommen, dass Teile des Herzmuskels sich nicht mehr kraftvoll zusammenziehen und erschlaffen, sondern dass sie unregelmäßig flach zu zittern oder zu flattern beginnen, ohne noch mit den übrigen Herzmuskelfasern irgendeinen Gleichklang zu finden, der die Pumpfunktion des Herzens aufrechterhalten könnte. In diesem Fall besteht Lebensgefahr. Es muss sofort der Arzt gerufen, eventuell eine Herzmassage vorgenommen werden.

Herzschmerzen – nur nervös oder bedrohlich?

Das Herz kann große Schmerzen verursachen

Wie jeder andere Muskel des Körpers kann das überforderte Herz erhebliche Schmerzen verursachen. Falls kein Herzklappenfehler oder eine Entzündung vorliegt, sind es Muskelkrämpfe, die entstehen, wenn ein Muskel zu wenig Sauerstoff bekommt und infolgedessen verkrampft. Dabei kann an der Heftigkeit der

34

Schmerzen nicht unbedingt abgelesen werden, ob dieser Krampf infolge eines organischen Schadens oder einer nervösen Störung zustande kam. Nur das so genannte EKG (Elektrokardiogramm), die Messung der Herzströme, kann darüber Auskunft geben. Herzschmerzen sind häufig nervös bedingt: Doch darauf darf man sich nicht verlassen.

Viele Herzschmerzen sind nervös: Das EKG bringt es an den Tag

Auch ein beginnender Gefäßverschluss kann sich mit gelegentlichen Herzschmerzen ankündigen, die sich in nichts unterscheiden von Schmerzen, bedingt durch eine nervöse Verkrampfung.

Es gibt nur eine Faustregel, die einen gewissen Aufschluss gibt: Stellen sich die Schmerzen vorwiegend in Ruhe ein, sind sie eher nervös bedingt. Doch sollten die Probleme sicherheitshalber mit dem Arzt besprochen werden. Zeigen sie sich dagegen im Augenblick besonderer Anstrengung, dann ist das ein Zeichen dafür, dass ein bestimmter Bezirk der Herzmuskeln so schlecht mit Blut versorgt wird, dass diese Versorgung bei erhöhtem Bedarf nicht mehr ausreicht. Dieser Zustand einer Angina Pectoris ist wieder vergleichbar einem Muskelkrampf, der sich bei Überforderung einstellt. Hintergrund der mangelhaften Blutversorgung ist meistens eine Arteriosklerose eines Herzkranzgefäßes.

Faustregel: Herzschmerzen in Ruhe sind anfänglich meist nervös, bei Belastung eher krankheitsbedingt

Und wiederum ist der Übergang von der Angina Pectoris zum Herzinfarkt beinahe fließend: Dauert ein Schmerzanfall länger als zehn Minuten, klingen die Schmerzen also nicht langsam ab, sobald man die Anstrengung abgebrochen hat, dann handelt es sich um eine ernst zu nehmende andauernde Mangeldurchblutung, die auch auf einem totalen Verschluss eines Herzkranzgefäßes beruhen kann. Damit entstehen schwere Herzmuskelschäden, ein Herzinfarkt.

35

Nehmen Sie Herzbeschwerden nicht auf die leichte Schulter

Das bedeutet aber: Man darf Herzbeschwerden niemals auf die leichte Schulter nehmen. Ein gesundes Herz macht sich nicht bemerkbar – es sei denn durch einen kräftigen Herzschlag bei großen Anstrengungen. Ein Herz, das häufig oder gar regelmäßig schmerzt, obwohl kein organischer Schaden vorliegt, wird diesen Schaden bald aufweisen. Denn bei jedem Krampf, und wäre er noch so leicht, sterben infolge der Unterversorgung Muskelzellen ab. Es bilden sich Narben, die eine gesunde Versorgung und eine reibungslose Funktion behindern.

Doch selbst im Falle einer Angina Pectoris zeigt sich, wie wunderbar sich die Natur zu helfen weiß, lässt man sie auch nur einigermaßen ungestört gewähren: Es besteht nämlich nicht der geringste Grund zur Resignation oder gar zu einem Verzicht auf Vitalität. Im Gegenteil. Man ist geradezu aufgefordert, sich energisch einzusetzen. Jede Form der falschen Schonung wäre verhängnisvoll.

Rudern unter ärztlicher Kontrolle hilft bei Angina Pectoris

Angina-Pectoris-Patienten lässt man heute – rudern! Man setzt sie im Sportraum auf Rudergeräte und belastet sie unterhalb der Schwelle, ab der die gefürchteten Herzschmerzen auftreten würden; Richtschnur für diese submaximale Belastung ist jeweils eine individuelle Grenze der Herzfrequenz. Dann wird abgebrochen und eine Pause eingelegt. Sobald sich die Herzmuskeln beruhigt haben, nimmt man das Rudern wieder auf. Und wiederum strengt man sich an, legt erneut eine Pause ein und beginnt dann wieder zu rudern.

Warum das alles? Weil der Körper damit angeregt wird, um einen Engpass in einem Herzkranzgefäß herum eine »Umleitung«, so genannte Kollaterale, zu bauen. Feine Arterienäste, die von Natur aus rund um die

Arterien ein dichtes Netz bilden, werden verstärkt und sind schließlich so leistungsfähig und stark, dass eine gute Blutversorgung gewährleistet wird. Das Rudern ist somit Gefäßtraining.

Man sieht: Wir dürften der Natur eigentlich viel stärker vertrauen, als wir das normalerweise tun. Und jede natürliche Maßnahme ist immer besser als der vorschnelle Griff zu Medikamenten, die massiv, meistens allzu massiv, in das biologische Geschehen eingreifen. Wichtig ist nur: Man darf nichts verschleppen, nicht einfach schludrig dahinleben und gegen die Natur angehen, in der Erwartung, sie wird das schon verkraften. Man muss sich Gewissheit verschaffen. Deshalb gehören Blutdruckmessungen – wir kommen noch darauf zurück –, aber auch das regelmäßige EKG zu unverzichtbaren Gesundheitskontrollen des verantwortungsbewussten Menschen. Wenigstens einmal im Jahr muss man ein EKG machen lassen.

Bei Herzbeschwerden: Lieber einmal umsonst zum Arzt als etwas verschleppen

Eine andere Art von Herzschmerzen und Herzbeschwerden darf nicht unerwähnt bleiben, weil sie relativ verbreitet sind und viel zu oft verkannt werden.

Ich erinnere mich in diesem Zusammenhang an einen Bekannten. Er war Prokurist und Verlagsleiter. Über Jahre lebte er äußerst zurückhaltend, nahm regelmäßig herzberuhigende Medikamente ein. Seine Umgebung zu Hause wie im Betrieb behandelte ihn wie ein rohes Ei: Nur nicht aufregen! Sein schwaches Herz könnte stehen bleiben.

Eines Tages kam dann der große Zusammenbruch. Und dabei stellte sich heraus: Das Herz war kerngesund. Glücklicherweise. Der Mann musste nämlich mit einem Magendurchbruch ins Krankenhaus eingeliefert werden. Er schwebte einige Tage zwischen Leben und

Auch andere Organe können Herzbeschwerden simulieren

37

Tod. Sein Herz war stark genug, diese schlimme Krise zu überstehen.

Wie hatte es zu dieser Verwechslung kommen können? Ganz einfach. Der Vater des Mannes war an einem Herzanfall verstorben. Als er selbst nun schon mit jungen Jahren Herzschmerzen verspürte, stand für ihn fest: »Ich habe das schwache Herz von meinem Vater geerbt. Früher oder später werde ich auch einem Herzschlag erliegen.« Für ihn war das so sonnenklar, dass er eine andere Möglichkeit seiner Beschwerden überhaupt nicht in Erwägung zog – und sich auch nicht gründlich untersuchen ließ.

Eine gestörte Verdauung kann das Herz in Bedrängnis bringen

In Wirklichkeit litt der Mann unter einem so genannten Roemheld-Syndrom mit starken, nervös bedingten Verdauungsstörungen, heftigen Blähungen und einem ständig gereizten Magen. Gedärme und Magen drückten das Zwerchfell nach oben und beengten das Herz. Sein Herz konnte sich zwar zusammenziehen, doch wenn es erschlaffen wollte, war es regelrecht eingeklemmt. Damit war es natürlich auch nicht fähig, die volle Menge Blut aufzunehmen und weiterzupumpen.

Der Magendurchbruch wurde für diesen Mann zur Lebenswende. Denn erst nach seiner Entlassung begann er richtig zu leben. Jetzt, da er wusste, dass sein Herz leistungsfähig und stark ist, traute er sich etwas zu – und wurde in der Folgezeit sehr erfolgreich.

Die alten Ägypter sahen Herz und Magen als eine Einheit

Interessanterweise denken wir Deutschen, wenn uns schlecht wird, immer zuerst an einen verdorbenen Magen. Bei den Franzosen ist es umgekehrt. Sie sprechen vom »mal au coeur« – vom Herzübel! Im alten Ägypten der Pharaonen galten Herz und Magen als Einheit. Entsprechend war der Arzt verpflichtet, niemals nur ein Organ ohne das andere zu behandeln.

38

Verschleppte Infektionen

Wenn wir Ärzte immer wieder und sehr nachdrücklich darauf hinweisen, dass jede kleinste Infektion gründlich auskuriert werden muss, dann nicht zuletzt deshalb, weil es auch heute, da wir über Antibiotika verfügen, immer noch vorkommt, dass Bakterien mit ihren problematischen Ausscheidungen und Viren zum Herz vordringen und dort verhängnisvollen Schaden anrichten können. Die Gefahr ist besonders groß, wenn man Eiterherde in Mandeln oder Zähnen duldet.

Viren und Bakterien können bis zum Herzen vordringen

Bei einer derart verschleppten Infektion kann es zu einer Herzmuskelentzündung kommen. Häufiger sind aber Entzündungen der Herzinnenhaut oder des Herzbeutels. Der Herzbeutel ist eine stabile und zugleich sehr zarte Hülle, die das ganze Herz wie zwei Blätter eines Krautkopfes umschließt. Sie verhindert, dass sich das Herz in seinem pausenlosen Ausdehnen und Zusammenziehen an seiner Umgebung wund reibt. Die Innenseite des Herzbeutels sondert nämlich eine Gleitflüssigkeit ab.

Eben diese Innenfläche des Herzbeutels kann sich entzünden, wenn Krankheitserreger vom Blut dorthin geschwemmt werden. Dann geschieht meistens Ähnliches wie bei einem Schnupfen: Die Sekretbildung verstärkt sich und füllt den Herzbeutel immer praller. Das umschlossene Herz wird zusammengepresst. Es findet immer weniger Raum, sich auszudehnen. In einem solchen Fall ringt man nach Luft, verspürt man heftig stechende Schmerzen in der Herzgegend. Besonders häufig sind junge Männer von einer solchen »Pericarditis« betroffen, ohne dass man bislang genau sagen könnte, warum gerade sie. Vermutlich handelt

Bei einer Herzbeutelentzündung wird das Herz regelrecht zusammengepresst

39

es sich um eine Virusinfektion, die sich möglicherweise bei einer Überforderung des Herzens (sportliche Überanstrengung?) leichter entfalten kann.

Schlimmstenfalls entsteht ein sogenanntes Panzerherz

Zwei große Risiken besitzt die Herzbeutelentzündung: Einmal kann sie leicht chronisch werden, zum anderen kann durch Vernarbungen und Kalkeinlagerungen das so genannte Panzerherz entstehen. Statt mit einer zarten, dehnungsfähigen und reibungslosen Schutzhülle ist das Herz dann mit einem starren Panzer umgeben, der möglicherweise sogar chirurgisch entfernt werden muss.

Die Herzinnenhaut ist aus einer besonders feinen, glatten Epithelschicht gebildet. Sie muss so sein, dass sich an ihr die vorbeiströmenden Blutkörperchen nicht aufreiben. Aus dieser Innenhaut sind auch die Herzklappen gebildet. Kommt es zu einer Entzündung der

Ist die Herzinnenhaut entzündet, entstehen oft Herzklappenfehler

Herzinnenhaut, entstehen leicht Vernarbungen, die später den Blutfluss stören und die Blutkörperchen zerstören, und, fast noch schlimmer, es kommt zu einer Missbildung der Herzklappen. Wenn an ihnen nämlich durch die Entzündung Narben entstehen, dann schließen sie nicht mehr vollständig. Man hat dann einen Herzklappenfehler: Ein Teil des Blutes wird nicht in den Kreislauf gepumpt, sondern fließt in das Herz oder in einen der Vorhöfe zurück.

Eine bedrohliche Erkrankung des Herzens – weil sie schleichend verläuft – ist die so genannte Koronarsklerose, eine Arteriosklerose in den Herzkranzgefäßen. Näheres dazu finden Sie auch im Kapitel Arteriosklerose.

2 Meisterkonstruktion Kreislauf

Unser Kreislaufsystem besteht aus einer Unzahl von Blutgefäßen, die sich immer weiter verzweigen und immer feiner werden, bis sie nur noch im Mikroskop erkennbar sind. Schließlich muss das Blut auch die letzte Zelle erreichen, um sie mit Sauerstoff und Nährstoffen zu versorgen und ihre Abfallstoffe abzutransportieren. Eine Zelle überlebt ohne Blutzufuhr maximal fünf Minuten. Die Wärmeregulierung unseres Körpers ist ebenfalls eine Leistung der Blutgefäße. Und ohne Blutzirkulation kämen die Abwehrzellen unseres Immunsystems, die Leukozyten, nicht dahin, wo sie gebraucht werden.

Bei aller Leistungskraft und Unverwüstlichkeit: Was wäre unser Herz ohne die geradezu geniale Konstruktion des Kreislaufsystems, dessen Motor es ist?

Kann man bei der Schilderung der Herzkonstruktion ins Schwärmen geraten, so steht man vor dem Wunder der Blutgefäße geradezu mit einer scheuen Ehrfurcht. Vollkommeneres gibt es in unserer Welt nicht.

Gleich muss man wieder hinzufügen: Nichts wird von uns derart gequält und geschunden wie das Kreislaufsystem. Lassen Sie mich das wieder an einem Beispiel schildern: Die Kollegin, die mir gegenübersaß, Frau

Was wäre das Herz ohne die geniale Konstruktion des Kreislaufsystems?

41

Erst das Auftreten von Schmerzen zwang die Patientin zum Innehalten

Dr. Gertrud K. aus der Nähe von Hamburg, hätte wahrscheinlich noch viele Jahre so weitergemacht, wäre sie nicht durch Schmerzen zum Einhalten gezwungen worden. Und selbstverständlich wusste sie, was sie sich und ihrem Körper zumutete. Aber bei der Vorstellung sagte sie zu mir:»Ich weiß, was Sie mir sagen wollen. Die Vorwürfe habe ich mir oft genug selbst gemacht. Doch wie sollte ich es ändern? Mein Arbeitstag im Labor umfasst wenigstens 14 Stunden. Und wenn etwas Dringendes anfällt, dann kann ich die Tür auch nicht hinter mir zuschlagen. Ich muss weitermachen. Das halte ich nur durch mit Kaffee, mit Zigaretten, mit dem einen oder anderen Medikament. Ja, ich weiß, dazu kommt die ›Pille‹, kommen Schmerztabletten. Mir bleibt keine Zeit für Sport, ich komme nicht einmal mehr dazu, wenigstens ab und zu herzhaft zu lachen.«

Als müsste sie wenigstens eine Leistung den vielen »Sünden« entgegenhalten, setzte die Ärztin hinzu: »Aber meine Betablocker gegen die Hypertonie nehme ich regelmäßig!«

Ganz offensichtlich war das zu wenig. Und das wusste sie auch. Denn sie litt nicht nur unter Bluthochdruck. Sie hatte immer häufiger heftigste Migräneanfälle, die sie zwangen, im verdunkelten Zimmer im Bett das Ende des Anfalls abzuwarten. Und sie klagte über Kreuzschmerzen und erste Anzeichen einer rheumatischen Erkrankung. Gekommen war sie in erster Linie wegen der Migräne. Sie wollte eine Heilfasten-Therapie versuchen.

Die Untersuchung verdüsterte das Bild noch. Unter anderem ergab sich, dass der Puls an der Halsschlagader nicht normal zu ertasten war. Bei der Auskultation, also dem Abhorchen der linken Halsarterie mithilfe des Gefäß-Dopplers – das ist ein hochmodernes Gerät, das akustisch und schriftlich wie ein EKG Auskunft über den Blutfluss gibt –, vernahm ich nicht das normale Geräusch, das ein gesunder Blutfluss verursacht, sondern ein scharfes Zischen als Zeichen einer Verengung. Arteriosklerose! Ein gefährlicher Engpass an dieser prekären Stelle!

Auch diese bedrohliche Erkrankung war der Ärztin bekannt, hatte sie bisher aber nicht dazu veranlassen können, wenigstens das Rauchen einzustellen.

Ich könnte Hunderte ganz ähnlicher Fälle aufzählen. Ich habe diesen Fall gewählt, weil er deutlich aufzeigt, dass Wissen allein überhaupt nichts nützt, wenn man nicht ernsthaft bereit ist, sein Leben danach auszurichten. Nicht nur »Laien«, auch Ärzte sind anfällig für die durchaus menschliche Haltung: »Vielleicht habe ich Glück und es geht alles gut! Warum auch sollte es ausgerechnet mich treffen?« Und schon steht man im Zwiespalt zwischen Pflichterfüllung, Hilfsbereitschaft, vielleicht auch wissenschaftlicher Ambition auf der einen Seite – und einem bewussten Inkaufnehmen, dass dieses Leben die Gesundheit ruiniert und vorzeitig alt macht, auf der anderen Seite.

Und das ist heute in allen Berufen, in allen Gesellschaftsschichten, bei Menschen aller Altersstufen anzutreffen: Natürlich schätzt man die Gesundheit. Selbstverständlich hat man Angst vor Krankheit und vorzeitigem Tod. Trotzdem vernachlässigt man so gut wie alles, was die Gesundheit erhalten könnte, opfert vielleicht sogar bewusst diese Gesundheit für ein höheres Ziel. »Sobald es die Zeit erlaubt, werde ich alles wieder gutmachen«, sagt man sich – und schiebt notwendige Gesundheitsmaßnahmen endlos vor sich her, bis es möglicherweise zu spät ist.

Der Gefäß-Doppler gibt Auskunft über den Blutfluss

Trotz ihrer medizinischen Kenntnisse führen auch Ärzte oft ein ihrer Gesundheit nicht zuträgliches Leben

Der Kreislauf bekommt eine ungesunde Lebensführung noch direkter zu spüren als das Herz

Zuerst und am nachdrücklichsten bekommen solches Fehlverhalten Herz und Kreislauf zu spüren. Der Kreislauf noch stärker und direkter als das Herz, da er keine autonome Nervenleitung besitzt wie das Herz, sondern voll von der Steuerung des vegetativen Nervensystems abhängig ist – und zudem zahlreiche Aufgaben gleichzeitig und nebeneinander zu verrichten hat.

Arterien, Arteriolen, Kapillaren

Betrachten wir zunächst einmal den Teil des Kreislaufs, der das Blut mit seiner ganzen»Fracht« zu jeder einzelnen – und auch noch zur allerletzten – der vielen Milliarden Körperzellen zu bringen hat: die Arterien. Sie sind sehr kräftig gebaut und mit ringförmigen Muskeln versehen.

Von der linken Herzkammer aus wird das Blut zunächst in einen weiten Bogen gedrückt, in die Aorta. Sie ist so etwas wie ein großes Auffangbecken, das dafür sorgt, dass das Blut nicht zu schubweise durch die Adern rollt, sondern einen gleichmäßigen Fluss bekommt.

Die arteriellen Blutgefäße verzweigen sich von der Aorta bis in die haarfeinen Kapillaren

Von der Aorta aus, die einen lichten Durchmesser von rund zwei Zentimetern hat, gelangt das Blut in die Schlagadern. Hier ist der Druck immerhin noch so stark, dass das Blut wie eine Fontäne herausschießt, wenn eine Schlagader verletzt wird. Die Blutgefäße verteilen sich wie die Äste eines Baumes in immer zahlreichere und feinere Zweige. Aus den Arterien werden die Arteriolen, aus den Arteriolen die Kapillaren, haarfeine Gefäße, die man nur noch durch das Mikroskop erkennen kann – und die immer noch von Muskeln umgeben sind. Ihre Wände sind so durchläs-

44

sig konstruiert, dass das Blutserum austreten kann und Sauerstoff, Eiweißstoffe, Zucker und Fette an dieser Stelle an die Lymphflüssigkeit abgegeben werden können, die jede einzelne Zelle umfließt. Gleichzeitig kann das Blut hier Schlacken, Abfallstoffe und Kohlensäure aufnehmen, um auf diese Weise als »Müllabfuhr« tätig zu werden. Hier, in den Kapillaren also, findet der große Umschlag statt. Hier wird abgeladen und aufgeladen. Von dieser Stelle an ist das Blut von seiner »Fracht« her völlig verändert. Und das kann man selbst an seiner Farbe erkennen: Das hellrote Arterienblut wird zu dunkelrotem Venenblut.

Die Kapillaren sind die großen Umschlagplätze für die Nähr- und Abfallstoffe der Zellen

Zurück zu den Arteriolen. Ihnen fällt im Blutkreislauf eine ganz wichtige Rolle zu. Sie können nämlich den arteriellen Kreislauf um rund das Doppelte vergrößern, wenn ihre Muskeln geöffnet sind, sodass das Blut in ihnen frei fließen kann. Sind die Muskeln dagegen geschlossen, dann kann das Blut praktisch nur im Körperinnern fließen.

Dieser Mechanismus ist zur Wärmeregulierung des Körpers nötig. Unser Organismus, darauf habe ich in allen meinen Büchern hingewiesen *(Heilfasten, Immun-Training, Allergie Stopp)* ist ein Meister der Anpassung. Und das ist auch nötig. Denn die Welt, in der wir leben, ist vor allem von ihren Temperaturen her einfach mörderisch. Den riesigen Schwankungen von nahezu 100 Grad (50 Grad minus bis 50 Grad plus) steht die sehr dünne Bandbreite der erträglichen Temperaturabweichungen im Körperinnern von höchstens sieben, acht Grad gegenüber. Unsere Körperzellen brauchen ziemlich genau 37 Grad, um gesund und normal leben zu können. 38 Grad bedeuten bereits Fieber. Bei 42 Grad werden Körperzellen von der Hitze zerstört. Unter 36 Grad droht eine gefährliche

Unser Organismus ist ein Meister der Anpassung

Unterkühlung. Ein gesunder Körper kann aber auch bis zu 100 Grad bei trockener Hitze in der Sauna ohne den geringsten Schaden überstehen – nämlich ohne dass sich die Innentemperatur des Körpers deutlich erhöht. Und auch in bissigster Kälte besitzen wir dank des fantastischen Systems der Wärmeregulierung eine Überlebenschance.

Das Arterien-system ist für die Wärmeregulierung des Körpers zuständig

Das ist in erster Linie unserem Arteriensystem zu verdanken. Würde das Blut die ständig produzierte Verbrennungswärme, die bei der Verdauung, aber auch bei Muskelarbeit entsteht, nicht ableiten, nämlich über die Haut an die Umgebung abgeben, dann müsste sich der Körper bedrohlich aufheizen. Wir erfahren einen solchen Hitzestau beispielsweise im Vollbad. Weil man im heißen Wasser nicht schwitzen kann, steigt darin die Körpertemperatur über die Wassertemperatur an. Deshalb ist ein heißes Vollbad für den Herzkranken auch verboten. Eigentlich sollte unsere Umgebung, damit die überschüssige »Betriebswärme« problemlos abgegeben werden kann, immer etwa 18 bis 21 Grad haben.

Ist es draußen nun wärmer, dann muss eine zusätzliche »Kühlung« eingeschaltet werden. Zuerst werden die Arteriolen ganz weit geöffnet, damit möglichst viel Blut in die Haut gelangen und sich dort abkühlen kann.

Bei Wärme sinkt der Blutdruck

Damit wird der Kreislauf erheblich erweitert, wobei der Blutdruck absinkt. Die Haut wird dank der guten Durchblutung rot. Kommt vom Zentrum der Wärmeregulierung im Gehirn das Signal, dass diese Kühlung nicht ausreicht, beginnen wir zu schwitzen. Der Organismus scheidet Körperflüssigkeit aus, die auf der warmen Haut verdunstet und sie dabei abkühlt. Diese Abkühlung kann so stark werden, dass wir in größter Hitze eine eiskalte Haut haben. Auch in der Sauna erleiden wir keine Hautverbrennungen, obwohl die Luft um die 100 Grad hat. Kochendes Wasser würde sofort erhebliche Verbrühungen auslösen.

In der Kälte sorgt dasselbe Arteriensystem dafür, dass der Körper nicht zu viel Wärme abgeben kann: Die Arteriolen drosseln die Blutzufuhr in die Haut, sodass der Blutkreislauf auf das Körperinnere reduziert und verkürzt wird. Damit soll verhindert werden, dass sich das Blut zu stark abkühlt und die Kälte zu den lebenswichtigen Organen in das Körperinnere trägt. Die Haut wird entsprechend blass. Durch die Verkürzung des Kreislaufs steigt der Blutdruck an, was ebenfalls für eine Erwärmung sorgt. Reicht diese Kälteabschirmung nicht aus, beginnen wir zu zittern. Muskeltätigkeiten, die wir selbst nicht kontrollieren können, sollen zusätzlich »einheizen«.

Kälte lässt den Blutdruck steigen

Man muss sich dieses Kühlen und Heizen immer wieder vor Augen halten, um einzusehen, wie abträglich es unserer Gesundheit sein kann, wenn diese Wärmeregulierung nicht perfekt funktioniert: Reagiert unser Körper zu empfindsam auf minimale Temperaturveränderungen, beginnt man schon bei leichtesten Abkühlungen zu frösteln, dann werden die Arteriolen viel zu oft und viel zu schnell »verriegelt«. Über kurz oder lang beginnt nicht nur die schlecht versorgte und entsorgte Haut zu leiden, sondern auch Krankheitserreger finden geradezu idealen Zugang zum Körper, weil die Abwehrkräfte nicht zur Stelle sind. Hinzu kommt aber auch, dass Kreislauf und vor allem Blutdruck durcheinander geraten, weil ständig »fehlgesteuert« wird. Unser Körper befindet sich im ständigen Konflikt, entscheiden zu müssen, was nun wichtiger ist, die Versorgung oder die Wärmeregulierung.

Eine gestörte Wärmeregulierung begünstigt das Eindringen von Krankheitserregern

*Alkohol und
Nikotin belasten
den Kreislauf
zusätzlich*

Kommen bei solchen Überempfindlichkeiten nun auch noch zusätzliche massive Eingriffe durch Alkohol oder Nikotin oder Medikamente hinzu, womit die Gefäße geöffnet oder zusätzlich geschlossen werden – gegen die vom Organismus erkannten Notwendigkeiten –, dann wird aus dem Konflikt die Katastrophe, die automatisch die Krankheit nach sich zieht. Wir zwingen unserem Körper Fehler auf, die er nicht mehr korrigieren kann.

*Beim Rauchen
verkrampfen sich
die Gefäßmuskeln
der Arteriolen:
Durchblutungs-
störungen sind
die Folge*

So werden sich, um nur einige Beispiele zu nennen, bei starken Rauchern die Gefäßmuskeln der Arteriolen derart verkrampfen, dass eine gesunde Durchblutung schließlich nicht mehr möglich ist. Die Folgen sind kalte Füße, kalte Finger und schwerste Durchblutungsstörungen – bis hin zum gefürchteten »Raucherbein«; Kreislaufstörungen, die sich entweder in einem zu hohen oder zu niedrigen Blutdruck, aber auch in einer vegetativen Dystonie äußern können; Arteriosklerose, Zellulitis (infolge mangelhafter Entsorgung) – und viele andere Störungen mehr. Der Trinker bekommt früher oder später die typische rote Nase, weil die feinen Blutgefäße durch die ständig erzwungene Erweiterung irgendwann »ausgeleiert« sind und sich nicht mehr zu schließen vermögen. Ein starker Alkoholgenuss kann an einem kalten Wintertag zum plötzlichen Erfrieren führen, wenn man berauscht nach draußen tritt: Die Blutgefäße sind nämlich nicht in der Lage, die Anpassung an die Kälte zu regulieren.

Dass diese Anpassung eine mächtige Anstrengung für den Körper darstellt, zeigt ein anderes Beispiel: Tritt man an einem kalten Wintertag vor die Haustüre, kann es geschehen, dass einen die Kälte wie ein Peitschenhieb trifft. Am liebsten würde man die eisige Luft überhaupt nicht einatmen. Doch stattdessen wird man sogar gezwungen, sie mit offenem Mund in die Lunge zu ziehen. Ein Zeichen dafür, dass der Sauerstoffbedarf sekundenschnell um das Siebenfache des Normalbedarfs in die Höhe schnellt. Ähnliches erlebt man unter der eiskalten Dusche. Für einen gesunden Körper ist das kein Problem. Ein krankes Herz dagegen kann jäh überfordert werden. Wenn beispielsweise die Herzkranzgefäße durch Ablagerungen verengt sind, kann das Sauerstoffangebot, das noch zum Herzmuskel gelangt, nicht mehr ausreichen. Dann bekommt der Betroffene einen Angina-Pectoris-Anfall oder erleidet sogar einen Herzinfarkt.

Mit einem kranken Herz nicht unter die eiskalte Dusche gehen

In einer englischen Klinik hat man in einem Experiment unter strengster ärztlicher Kontrolle 19 Herzpatienten kleine Eisstückchen auf die Stirn gelegt. Fünf von ihnen bekamen innerhalb von nur drei Minuten einen Angina-Pectoris-Anfall. So schnell geht das – und so groß ist die Anstrengung, sich der Kälte anzupassen – selbst dann, wenn nur eine kleine Partie des Körpers von der Kälte betroffen ist. Tatsächlich muss der Körper im Augenblick starker Temperaturveränderungen eine hektische Tätigkeit entfalten: Millionen Gefäßmuskeln müssen geöffnet und geschlossen werden. Millionen Muskeln in der Haut ziehen sich zur Bildung der »Gänsehaut« zusammen, oder ebenso viele Schweißdrüsen müssen in Aktion gesetzt werden.

Die Beteiligung des Arteriensystems an der Wärmeregulation des Körpers gibt uns umgekehrt aber auch eine wunderbare Möglichkeit, mit Kälte oder Wärme ganz direkt auf den Kreislauf einzuwirken. Pfarrer Sebastian Kneipp und andere haben das vor bald 150 Jahren wiederentdeckt. Nicht das Wasser ist dabei die heilende Kraft, und eigentlich handelt es sich auch nicht um eine Wassertherapie, sondern um eine Kälte-

Sebastian Kneipp wusste, was dem Kreislauf gut tut

49

oder Wärmetherapie. Wasser eignet sich dazu nur deshalb besonders gut, weil es die Reize 100fach stärker als Luft an die Haut vermittelt. Tatsächlich gibt es keine wirksamere, einfachere, billigere Möglichkeit, den Kreislauf zu beeinflussen, als die Kneippkuren. Sie werden nur allzu oft falsch verstanden. Der Begriff »Abhärtung« klingt nach »hart machen«, nach unempfindlich machen, nach etwas ertragen können. Doch darum geht es gar nicht. Das Ziel der Kneippkur kann nur sein, den Körper dahin zu bringen, dass er maßvoll und gesund auf Temperaturschwankungen reagiert. Seine Antworten auf Kälte und auf Wärme sollen nicht hektisch und nicht träge, sondern angemessen erfolgen. Entsprechend werden keine »Rosskuren« verlangt, bei denen man mit den Zähnen klappert, sondern es genügt der Reiz, der eine Antwort fordert. Um es noch einmal zu betonen: Für Herz und Kreislauf gibt es nichts, das hilfreicher und gesünder sein könnte.

Eine Kneippkur lehrt den Körper, gesund auf Temperaturschwankungen zu reagieren

Der Blutdruck hängt nicht allein vom Herz ab

Kein Zweifel: Auf einem so schwierigen Weg durch den Körper kann das Blut mit seinen vielfältigen Aufgaben nicht einfach so dahinplätschern. Es braucht einen enormen Druck, damit ein kraftvoller Blutstrom zustande kommt. Dieser Druck wird aber keineswegs vom Herzen allein zustande gebracht, sondern dazu ist auch der Widerstand der Gefäße nötig. Wir kennen das vom Gartenschlauch her: Der Wasserstrahl wird kräftiger und reicht weiter, wenn man den Schlauch vorn zusammenpresst. Da nach wie vor dieselbe Menge ausströmt, die Öffnung aber verkleinert ist, entsteht

Auch der Widerstand der Gefäße beeinflusst den Blutdruck

eine »Stromschnelle«: Der Strahl ist dünner und besitzt einen viel höheren Druck.

Ähnlich ist es in unserem Kreislauf. Der kräftige Druck, mit dem das Herz das Blut in den Kreislauf gibt, bleibt erhalten oder wird sogar verstärkt, je nachdem, wie straff oder schlaff die Gefäße sind. Die Menge des Blutes, die in einer gewissen Zeitspanne durch den Kreislauf fließt, und der Druck, unter dem diese Arbeit geleistet wird, das hängt im gesunden Körper allein vom momentanen Bedarf ab. Im Ruhezustand bei 70/80 Pulsschlägen fließen in jeder Minute rund fünf Liter Blut durch Herz und Kreislauf. Bei großer Anstrengung kann sich diese Menge bis auf 25 Liter steigern. Natürlich muss das Herz, um diese Steigerung erbringen zu können, entsprechend schneller und noch kräftiger pumpen. Und übersehen wir nicht: Nicht nur Muskelarbeiten wie das Sprinten, Rudern, Gewichtheben können eine große Anstrengung darstellen, sondern ebenfalls Prozesse innerhalb des Körpers, die wir normalerweise gar nicht spüren, wie etwa die Verdauung, die Leistungen von Nieren und Leber – oder auch ein heftiger Heilungsprozess. Das Blut wird immer vorwiegend dorthin geleitet, wo es besonders dringend gebraucht wird.

Der Blutdruck wird nach Bedarf geregelt, bei Anstrengung steigt er zum Beispiel an

Bei heftigem Einsatz kann sich der Herzschlag leicht verdoppeln, damit der Bedarf gedeckt wird. Und bei Anstrengungen erhöht sich auch der Blutdruck. Wichtig ist dabei nur, dass er hinterher, wenn wir zur Ruhe gefunden haben, nicht erhöht bleibt, sondern wieder auf das Normalmaß absinkt.

Wichtig ist, dass der Blutdruck in Ruhe wieder auf Normalwert sinkt

Wenn wir unsere Blutdruckwerte messen, erhalten wir immer zwei Zahlen: Eine gibt den so genannten systolischen Druck an. Das ist der höhere Wert, der dann entsteht, wenn das Herz gerade pumpt. Er sollte im

*Im Normalfall
sollte der
Blutdruck 140/90
nicht übersteigen*

Normalfall nicht über 140 liegen. Dieser Wert bleibt nicht etwa konstant erhalten, sondern er sinkt zwischen zwei Herzschlägen auf einen Minimaldruck ab, den wir den diastolischen Druck nennen. Dieser sollte nicht über 90 liegen. Diese Zahl bedeutet, dass der Druck imstande wäre, eine Quecksilbersäule von 90 Zentimetern Länge anzuheben beziehungsweise im Gleichgewicht zu halten.

Als Faustregel gilt: Der erste, also der systolische Wert, gibt in etwa die Druckkraft des Herzens wieder, der zweite, der diastolische Wert, zeigt vor allem die Spannkraft der Arterien an – und ihre Fähigkeit, den Blutdruck aufrechtzuerhalten. Wenn also der erste Wert sehr niedrig wäre, dann könnte man von einer Herzschwäche ausgehen. Läge der zweite Wert deutlich zu niedrig, müsste man an eine Erschlaffung der Gefäßmuskeln denken. Bei einer Erhöhung des ersten und zweiten Wertes auf Dauer ist fast immer eine Arteriosklerose gegeben. Dann sind die Gefäßwände starr und unelastisch geworden. Das Blut muss mit erhöhtem Druck durch sie hindurchfließen, weil der Raum, der ihm bleibt, immer noch enger geworden ist.

Aus all dem ergeben sich nun einige überaus wichtige Zusammenhänge, die man unbedingt kennen sollte:

*Der Blutdruck
bewegt sich je
nach Belastung
ständig auf und ab*

• Der Blutdruck ist niemals eine konstante, sondern eine stets wechselnde Größe, die zwischen einem Höchstwert und einem Tiefstwert regelmäßig hin- und herpendelt. Jede kleinste Aufregung oder Anstrengung kann aber auch diesen »Normalspielraum« sofort sprengen, sodass momentane Spitzenwerte bis zu 200 mm/Hg (der Druck einer zwei Meter hohen Quecksilbersäule) und darüber hinaus entstehen können. Dieser Wert wäre nur dann problematisch, ja gefährlich, wenn er ein krankhafter Dauerwert wäre. Im Augenblick der hohen Leistung ist der erhöhte Blutdruck nötig und gesund.

Für die Blutdruckmessung bedeutet es aber: Die Ergebnisse können durch Aufregungen, Verärgerungen, Anstrengungen nur allzu leicht verfälscht werden, weshalb es gar nicht so gut ist, wenn diese Messungen vom Arzt und auch dann nur relativ selten vorgenommen werden. In Erwartung eines schlechten Ergebnisses ist man vielleicht aufgeregt. Oder man musste, um zum Arzt zu gelangen, eine Treppe hinaufsteigen. Oder man hat sich über das lange Warten geärgert. Misst man dagegen seinen Blutdruck selbst, und das mit einer gewissen Regelmäßigkeit und in etwa immer zur selben Zeit und in derselben Verfassung, dann weiß man sofort, ob ein Wert einmal aus dem Rahmen fällt oder ob sich die Blutdruckwerte langsam verändern.

Achtung: Blutdruckmesswerte können leicht verfälscht werden

• Das ist der zweite wichtige Punkt: Niemand darf sich darauf verlassen, gute Blutdruckwerte zu haben, so als wäre er damit nun lebenslang vom Schicksal begünstigt und vor Entgleisungen geschützt. Viele Patienten reagieren geradezu entsetzt, wenn sie erfahren, dass ihr Blutdruck zu hoch ist. »Aber ich hatte doch von Kindheit an immer eher einen zu niedrigen als zu hohen Blutdruck!«, sagen sie, als müsse das Gerät fehlerhaft arbeiten oder der Arzt sich irren. Tatsächlich ist die Meinung weit verbreitet, der Blutdruck sei eine mehr oder weniger unveränderliche Naturgegebenheit, etwas, das man in die Wiege gelegt bekommt – als Geschenk oder als Fluch.

Der Blutdruck kann sich im Lauf des Lebens verändern

Dass das nicht stimmt, zeigt allein schon eine überraschende Tatsache: Wenn jemand mit einem Bluthochdruck zum Arzt kommt, empfiehlt es sich stets, seinen Partner, wenn möglich sogar seine ganze Familie, zu überprüfen. Denn merkwürdigerweise gleichen

Familienmitglieder haben häufig ähnliche Blutdruckwerte

sich innerhalb von Familien die Blutdruckwerte einander sehr rasch an. Das gilt nicht nur für das »gleiche Blut«, sodass man von einer gewissen Erbanlage sprechen könnte. Auch Adoptivkinder – und eben Partner, auch wenn sie aus ganz anderen Verhältnissen und Lebensumständen kommen – besitzen bald Werte, die der »Norm« der Familie entsprechen. Sicherlich spielen Essgewohnheiten dabei eine wichtige Rolle. Doch damit allein wäre diese Anpassung noch nicht zu erklären. Wir müssen davon ausgehen, dass der Blutdruck eines Menschen von seiner Einstellung zum Leben insgesamt geprägt wird: Ehrgeiz, Hektik, Unruhe, Existenzangst, Kummer, der Fähigkeit zu entspannen und auch einmal richtig zu faulenzen – und vielen zusätzlichen Faktoren. Ganz offensichtlich ist es aber so, dass in vielen Familien – auch in einfachen Lebensgemeinschaften – eine »Spannung« herrscht, die sich jedem, der hier lebt, mitteilt.

Früher hatte man im Wohnzimmer oder in der Stube eine große Standuhr mit langem Pendel. Es ist kein Zufall, dass der Pendelschlag einem beruhigten Herzschlag entsprach. Denn der Herzschlag der Menschen, die das ruhige Ticken vernahmen, stellte sich synchron auf die Uhr ein. Und genau das war auch beabsichtigt. In dieses Zimmer kehrte Entspannung ein.

Schon Kinder leiden an Bluthochdruck

Heute beobachten Schulärzte, dass schon sehr viele Schüler einen bedenklich hohen Blutdruck haben. Deshalb die Mahnung an alle Eltern: Wenn Sie selbst Probleme mit Ihrem Blutdruck haben, dann lassen Sie auch Ihre Kinder überprüfen. Es ist immerhin möglich, dass sich deren Blutdruck auf Ihren Blutdruck einpendelt – wie seinerzeit Großvaters Herz auf seine Standuhr.

• Haben Sie keine Angst davor, Ihr Herz heftig in der Brust klopfen zu hören. Eigentlich sollten Sie sich täglich einmal körperlich so anstrengen, dass sie außer Atem geraten – und eben Ihr Herz kräftig vernehmen. Das ist ein gesundes Training für das Herz – und es sorgt für eine gute Durchblutung. Versuchen Sie aber ebenso, wie das im Autogenen Training gemacht wird, mindestens einmal täglich die absolute Entspannung zu erreichen. Lösen Sie jeden Muskel ganz bewusst. Achten Sie darauf, dass Sie nicht verkrampft im Bett liegen, nicht die Fäuste ballen und auch nicht die Stirn verkrampft in Falten legen. Jeder einzelne Muskel soll gelöst werden, weil jede Muskelanspannung Arbeit bedeutet – und Hindernis zugleich: Nur im entspannten Muskel kann Blut fließen.

Strengen Sie Ihr Herz ruhig an – aber achten Sie auch auf entsprechende Entspannung

• Trainieren Sie Ihr Gehirn ebenso gut wie Herz und Kreislauf. Wer das tut, der ist nicht nur geistig fit und psychisch intakt, der bleibt auch eher körperlich gesund und lebt länger. Umgekehrt bestätigt ärztliche Erfahrung: Wer sich geistig wenig beschäftigt, etwa im Alter kein Buch mehr liest, der ist stärker durch Arteriosklerose gefährdet. »Ein gesunder Geist wohnt in einem gesunden Körper«, das wussten schon im Altertum die Römer. Und heute wird dieser Gedanke mit dem so genannten Gehirn-Jogging in die Tat umgesetzt, auch an der Schwarzwald Privatklinik Obertal. Dabei handelt es sich um spezielle Trainingsmethoden, die über ein »optimales nervöses Erregungsniveau« hohe Leistungen von Gehirn und Gedächtnis ermöglichen und erhalten. Sie sind zu komplex, um sie an dieser Stelle erklären zu können. Hier jedoch

Auch das Gehirn will trainiert werden

einige Hinweise darauf, wie jeder Mensch durch ganz alltägliche Tätigkeiten sein Gehirn und Gedächtnis selbst trainieren kann:

Sich an Namen erinnern und sich Jahreszahlen merken;

beim Einkaufen die Liste im Kopf behalten und an der Ladenkasse im Kopf mitrechnen oder zumindest die Summe überschlagen;

Gespräche führen, aus denen man Neues erfährt, und darüber nachdenken oder, besser noch, selbst Vorträge halten;

Gedichte oder Geschichten schreiben;

Quartett, Skat, Schafskopf spielen, weil man dabei geistig kombinieren und zugleich das Gedächtnis bemühen muss.

»*Reservoir*« Venen

Rund fünf Liter Blut enthält unser Körper. Doch nicht die ganze Menge ist ständig im Kreislauf unterwegs. Ein Teil davon befindet sich gewissermaßen als Reserve für besonderen Bedarf im Reservoir, das von den Venen gebildet wird. Zweifellos ist der Rückweg des Blutes zum Herzen schwieriger als der Weg durch die Arterien. Die Venen, jene Blutgefäße nämlich, die wir an vielen Stellen unseres Körpers dicht unter der Haut sehen können, sind anders konstruiert als die Arterien. Venen besitzen Venenklappen, die ein Zurückfließen des Blutes verhindern, aber außer in den Venolen kaum Gefäßmuskelzellen. Die Venenwände sind dünner, dehnfähiger. Sie können sehr viel mehr Blut aufnehmen. Und wenn wir nicht aufpassen, kann das Blut in ihnen regelrecht »versacken«.

Das unfassbar riesige Netz der Kapillaren wäre rund 50 000 Kilometer lang, würde man ein Blutgefäß an das andere legen – man könnte damit also die ganze Erde umspannen! In ihm muss das Venensystem, beginnend mit ebenso feinen Gefäßen, das »leere« Blut sammeln und in einem Netz, dessen Äste immer größer und dicker werden, zum Herz zurückführen. Vom Druck des Herzens, seiner Pumpleistung wie auch seiner Saugleistung, ist am Übergang von den Arterien zu den Venen so gut wie nichts zu spüren. Antriebskraft für die Venen ist vorwiegend die körperliche Bewegung. Wenn ich die Muskeln meiner Beine kräftig zusammenziehe, pressen sie das Blut ein Stückchen weiter. In den Venen befinden sich Klappen, die dafür sorgen, dass das vorangetriebene Blut nicht wieder zurückfließen kann. Im Brustraum sorgt vor allem eine kräftige Atmung für ein zügiges Vorankommen des Venenblutes. Körperliche Bewegung und gesundes Atmen bedeuten tatsächlich eine ganz enorme Entlastung vor allem für die rechte Herzhälfte. Selbstverständlich hat es das Herz leichter, ausreichend Blut anzusaugen, wenn ihm dieses durch Muskelbewegung zugetrieben wird. Bleibt diese Muskelbewegung aus, dann muss die Saugwirkung wesentlich verstärkt werden und reicht oft trotzdem nicht aus, die volle notwendige Blutmenge beizubringen.

Bewegung und eine kräftige Atmung sorgen für den Transport des Venenblutes

Wie schlimm eine solche Situation werden kann, sehen wir immer wieder am Schock. Ein Großteil der Menschen, die bei einem Verkehrsunfall ums Leben kommen, sterben nicht an den erlittenen Verletzungen, sondern am Schock, und den kann man bekanntlich schon bei einem Wespenstich erleiden: Er wirkt wie eine Lähmung auf sämtliche Gefäßmuskeln. Der

Blutdruck sinkt dramatisch. Das Blut sackt in Bauch und Beine ab. Das Herz pumpt gewissermaßen »leer«, weil es kein Blut mehr zu fassen bekommt. In seiner Panik beginnt es immer heftiger und hektischer zu pumpen – bis der Kreislauf völlig zusammenbricht. Um dies zu vermeiden, muss man Unfallopfer, wenn keine Kopfverletzungen gegeben sind, so lagern, dass der Kopf tief, die Beine hoch sind. Damit wird ein Zurückfließen des Blutes erleichtert.

Die Venen sind das Stiefkind der Medizin

Die Venen sind neben den Arterien so etwas wie das Stiefkind der Heilkunde, denen meiner Erfahrung nach oft zu wenig Beachtung geschenkt wird. Die Folgen sieht man meistens zuerst an den Beinen: Sie sind prall gefüllt mit Blut – doch es ist nicht nur ein wertloses Blut, das seine kostbare Fracht – Sauerstoff, Nährstoffe, Heilstoffe, Aufbaustoffe – bereits abgeladen hat, es ist zugleich beladen mit Kohlensäure, mit Abfallprodukten, mit Schad- und Giftstoffen. Wenn dieses Blut nicht zügig »entladen« wird, weil der Fluss ins Stocken gerät, wird es zum bedrohlichen Tümpel und damit zu einer erheblichen Belastung für den Körper. Wenn es an den Beinen zu Verletzungen kommt, heilen die Wunden nicht, sondern werden immer größer. Vor allem langes Stehen und verkrampftes Sitzen bremsen das Venenblut ab. Ein besonders kritischer Engpass für den Blutrückfluss ist das Knie. Sitzt man mit übereinander geschlagenen Knien – und das vielleicht über Stunden –, dann werden die Venen regelrecht abgeklemmt. Die Venen in den Beinen sind dann einem übermäßigen Druck ausgesetzt, werden überdehnt, leiern aus – und schon hat man die gefürchteten Krampfadern.

Gefahr für den venösen Kreislauf: das Sitzen mit übereinander geschlagenen Knien

Solche Krampfadern können sich auch in der Speiseröhre bilden, wenn beispielsweise durch einen Leberstau das Venenblut nicht mehr zügig abfließen kann.

Wenn die Venen unter dem Druck dann brechen, kommt es zum gefährlichen Blutsturz.

Fast noch größer ist die Gefahr, dass das faul gewordene Blut in den gestauten Venen zu klumpen beginnt. Blutplättchen und Blutkörperchen kleben zusammen, bilden Pfropfen, die dann zur Thrombose oder gar zur Embolie werden können. Und das bedeutet Lebensgefahr!

In gestauten Venen verklumpt das Blut: Lebensgefahr

Das Blut – Träger des Lebens

Die Alten haben etwas Heiliges darin gesehen, das man nicht anrühren und schon gar nicht als Lebensmittel verwenden durfte. Es war Gott oder den Göttern vorbehalten. So waren die Israeliten von Moses im Auftrag Gottes angewiesen: »Ihr sollt keines Leibes Blut essen; denn des Leibes Leben ist in seinem Blut.« (3 Mose, 17, 14.) Odysseus schlachtete in der Unterwelt, als er dort seine leblose Mutter antraf, einen Hammel und gab ihr dessen Blut zu trinken. Alsbald begann sie zu leben.

Tatsächlich ist das Blut in unseren Adern eine Wunderwelt für sich. Im günstigsten Fall kann eine Zelle unseres Körpers fünf Minuten ohne Blutversorgung leben, dann stirbt sie ab. Nur in stark unterkühltem Zustand, der alle Lebensprozesse praktisch »einfrieren« lässt, kann länger als diese fünf Minuten auf frisches Blut verzichtet werden.

Nur fünf Minuten ohne Blutzufuhr sind das Todesurteil für jede Zelle

Man muss sich das vor Augen halten: In jeder Sekunde stellt das Knochenmark eines gesunden Menschen, die Geburtsstätte der roten und mancher weißen Blutkörperchen, rund zwei Millionen roter Blutkörperchen her und gibt sie in das Blut ab.

Die Lebensdauer eines roten Blutkörperchens beträgt 120 Tage

Die elastischen, leicht verformbaren Scheibchen sind im Gegensatz zu den weißen Blutkörperchen keine eigenständigen Lebewesen. Sie können sich selbst nicht vervielfältigen und auch nicht bewegen. Sie werden vom Blutstrom mitgespült. Und sie besitzen auch keinen Zellkern mit Genanlagen. Jedes rote Blutkörperchen lebt nur etwa 120 Tage, dann hat es sich beim anstrengenden Weg durch den Kreislauf förmlich aufgerieben und muss von der Milz ausgesondert, vernichtet und in der Leber abgebaut werden. Wenn dieser Abbauprozess nicht mehr voll funktioniert, bekommen wir eine Gelbsucht, weil das Bilirubin, ein Gallenfarbstoff, sich in der Haut, im Weiß der Augen und in Schleimhäuten ablagert.

Nun ist dieses Scheibchen, der so genannte Erythrozyt, aber genial konstruiert. Es besitzt nämlich das so genannte Hämoglobin (Hb), den Blutfarbstoff. Er setzt sich zusammen aus einem Eiweißkörper und einem eisenhaltigen Farbstoff, der die Fähigkeit besitzt, Sauerstoff an sich zu binden, also zu oxidieren, und den Sauerstoff wieder abzugeben. Wie gesehen, kann er aber auch Kohlensäure binden und wieder abgeben. Dieser Gasaustausch, der in Wirklichkeit noch wesentlich komplizierter ist als hier dargestellt wurde, muss unglaublich rasch und perfekt funktionieren. Der Körper kann nicht darauf warten, bis das Hämoglobin langsam »vor sich hin rostet«. An dem chemischen Prozess sind spezielle Enzyme beteiligt, die den Vorgang drastisch beschleunigen. Für uns ist bei aller Perfektion des Geschehens wichtig zu wissen: Jedes rote Blutkörperchen, vergleichbar einem Waggon eines Zuges, hat nur beschränkte »Sitzplätze« für die Gäste Sauerstoff zur Verfügung. Wir müssen dazu beitragen, dass diese Plätze auch frei werden, wenn das rote Blutkörper-

Ohne rote Blutkörperchen keine Sauerstoffversorgung unseres Organismus

chen in der Lunge angekommen ist. Es nützt beispielsweise wenig, wenn wir uns nach langem Aufenthalt in
verrauchten Räumen kurz an die frische Luft begeben
– falls wir uns dazu überhaupt aufraffen können.
Draußen gilt es, harmonisch ein- und auszuatmen. Die
verbrauchte Luft muss aus den Lungen entweichen
und frische Luft muss einströmen, damit die roten
Blutkörperchen die mit Kohlendioxid besetzten Plätze
erst einmal freibekommen und somit der Sauerstoff
freie Plätze vorfindet. Dazu gehört auch, dass der Körper selbst ausreichend Hämoglobin bilden kann, also
genug Eisen in der Nahrung vorfindet und dieses Eisen
auch aufnehmen kann. Die Gesamtmenge des Hämo-
globins beträgt immerhin über 600 Gramm, das ist
mehr als ein Pfund. Und täglich muss der Körper rund
60 Gramm neu bilden. Eine ganze Menge! Dieses
Hämoglobin kann den Sauerstoff umso besser aufnehmen, je größer der Sauerstoffdruck in der Lunge
ist. Flaches, ungenügendes Atmen in ungenügend gelüfteten Räumen kann also auch keine gesunde Sauerstoffversorgung gewährleisten.

Ohne ausreichend Eisen können die roten Blut-körperchen nicht arbeiten

Die roten Blutkörperchen nun, die Träger des Sauer-
stoffs, die zahlreichsten festen Bestandteile im Blut
und neben den weißen Blutkörperchen auch die größten, stellen für den Blutkreislauf das eigentliche Problem dar. Im gesunden Blut, das lässt sich in Experimen-
ten zeigen, fließen sie gewissermaßen gebündelt in
der Mitte des Blutstroms, umgeben vom Blutserum,
sodass sie mit den Gefäßwänden nicht direkt in Berührung kommen. Wenn das Blut aber mit Nährstoffen
oder Schlacken überladen ist, wenn der Blutdruck zu
hoch ist und wenn die bündelnden Enzyme fehlen,
schlagen diese Blutkörperchen wie ein Trommelfeuer
an »Wegbiegungen« und »Abzweigungen« des Kreis-

Im gesunden Organismus kommen die roten Blutkörperchen nicht mit den Gefäßwänden in Berührung

laufs auf die Wände ein, werden dabei selbst defekt und verursachen Verletzungen an den Gefäßwänden. In den so entstehenden Wunden bleiben Blutkörperchen haften, und es entstehen Narben. Das kann zum Beginn einer Arteriosklerose, aber auch zum Anfang eines Verschlusses werden. Bei einer Anämie, der Blutarmut, ist die Zahl der roten Blutkörperchen oder ihr Gehalt an Hämoglobin drastisch verringert. Das kann nach großem Blutverlust der Fall sein – weshalb bei Frauen wegen der Monatsregel die Anämie häufiger anzutreffen ist als bei Männern. Es kann aber auch sein, dass das Knochenmark nicht ausreichend Blutkörperchen herstellt.

Zu wenig rote Blutkörperchen, z. B. nach Blutverlust – Anämie

Die weißen Blutkörperchen sind eigenständige kleine Lebewesen, Spezialisten des körpereigenen Abwehrsystems. Sie können sich selbst fortbewegen, sich vervielfältigen. Und sie vermögen auch den Blutkreislauf in den Kapillaren zu verlassen, um sich in der Lymphe weiterzubewegen. Ihre Wunderwelt habe ich in meinem Buch *Immun-Training* ausführlich beschrieben. Wichtig hier ist die Tatsache, dass sich die Zahl der weißen Blutkörperchen, der Leukozyten, im Krankheitsfall von normalerweise 6 000 pro Kubikmillimeter auf 40 000 und mehr erhöhen kann. Auch nach jeder Mahlzeit ist die Zahl der Leukozyten erhöht. Jedes Ansteigen der Leukozyten stellt aber wiederum eine Belastung des Blutkreislaufs dar. Eine Leukämie ist eine krankhafte, bösartige Vermehrung der weißen Blutkörperchen.

Die weißen Blutkörperchen dienen der körpereigenen Abwehr

Die dritte Form der Blutzellen sind die Blutplättchen oder Thrombozyten. Im gesunden Blut finden sich zwischen 300 000 und 700 000 dieser farblosen Plättchen, die ebenfalls im Knochenmark gebildet werden. Die Blutplättchen haben eine wichtige Aufgabe bei der Blutgerinnung und bilden daher für den Kreislauf ein besonderes Problem: Im Normalfall dürfen sie nicht gerinnen, sonst würden sofort sämtliche Zweige des Kreislaufs verstopft. Bei Verletzungen der Gefäß-innenwände müssen sie zwar sofort Blutungen ab-decken, doch dies muss sehr maßvoll geschehen, damit bei der Wundheilung das Gefäß nicht verstopft wird. Im Falle einer Wunde außerhalb der Gefäße dagegen müssen sie schnell und wirksam die Wunde verschließen, damit der Blutverlust möglichst rasch gestoppt wird. Bei dieser schwierigen Aufgabe helfen ihnen wiederum Enzyme und das Fibrin, ein Eiweiß-stoff, der sich im Blut befindet und der durch Enzyme im Notfall umgebildet wird. Je nach Notwendigkeit werden die Blutplättchen »klebriger« oder weniger »klebrig«. In diesem Zusammenhang ist es ganz wich-tig zu wissen, dass Stress das Blut nicht nur mit Zucker und Fetten überschüttet – davon wird später noch zu reden sein –, sondern dass er das Blut auch so ver-ändert, dass es gerinnungsfähiger wird. Im Stress, so könnte man es vereinfacht ausdrücken, werden die Blutplättchen »klebriger«. Sie bleiben leichter an Eng-pässen im Kreislauf haften, und es bilden sich leichter Blutklumpen, die dann zu einem Verschluss und damit zum Herzinfarkt führen können.

Neben den Blutkörperchen findet sich aber noch eine Vielzahl anderer fester Bestandteile im Blut. Und zwar »Kraftstoffe« wie Zucker und Fette, Vitalstoffe wie Vitamine, Enzyme, Mineralien, Spurenelemente, Salze, Hormone, Eiweißstoffe und Verbrennungsrückstände. Die einen braucht der Körper, um Leistung erbringen zu können, die anderen, um »Reparaturen«, Wachs-tum und Zellneubildungen bewerkstelligen zu können. Doch, wie schon angedeutet, auch das Tempo der

Funktionierende Blutgerinnung: wichtig bei Verletzungen

Stress macht die Blutplättchen klebriger

63

Organfunktionen, Stimmungen, Wohlbefinden und sexuelle Erregung werden von solchen Stoffen im Blut geregelt.

Die Antikörper merken sich jeden Kontakt mit einem Krankheitserreger

Nicht zuletzt sind so genannte Antikörper im Blut ein regelrechtes Geschichtsbuch der Begegnungen mit Krankheitserregern. Aus einem einzigen Tropfen Blut kann der Arzt in vielen Fällen ablesen, welche Krankheiten ein Mensch schon durchgemacht hat, gegen welche Krankheiten er praktisch gefeit ist und welche Viren, Bakterien, Pilze er bisher nicht kennen lernte. Das Blutserum, also der Bestandteil des Blutes, aus dem man die Blutkörperchen herausgefiltert hat, kann deshalb direkt zur Medikamenten-Quelle werden. Es enthält Immunstoffe, etwa die Gammaglobuline, die man von einem Menschen auf den anderen übertragen kann.

Aus dieser Möglichkeit haben vor allem amerikanische Geschäftsleute nach dem Zweiten Weltkrieg einen regelrechten Handel entwickelt: Sie entnahmen der Bevölkerung in Entwicklungsländern Blut, trennten in der so genannten Plasmapherese die Blutkörperchen heraus und gaben diese den Spendern sofort wieder zurück, die dafür mit fünf Dollar belohnt wurden. Das Serum verkauften sie dann für teures Geld an Krankenhäuser und Apotheken. Vor allem bei Virusinfektionen haben sich die Gammaglobuline bestens bewährt.

Gammaglobuline gegen Virusinfektionen

Verfolgen wir einmal den Weg eines Bluttropfens durch den Körper, um zu sehen, welche Veränderungen, welches Beladen und Entladen er dabei erfährt. Beginnen wir unsere Fahrt durch den Körper im Herz, und zwar in seiner rechten Hälfte, in der das Venenblut angesogen wird.

Das ankommende kohlensäurereiche, dunkelrote Blut füllt den rechten Vorhof, die rechte Herzkammer, und wird von ihr in den so genannten kleinen Kreislauf, also in die Lunge gepumpt. Dort wird jedes einzelne Blutkörperchen in einem feinen Netz zartester Blutgefäße an den Lungenbläschen vorbeigeführt, die mit Atemluft gefüllt sind. Durch eine hauchfeine Membran findet der Gasaustausch statt: Die Blutkörperchen geben an die Luft die Kohlensäure ab und nehmen aus ihr Sauerstoff auf. Das Blut bekommt dabei eine hellrote Farbe. Rund eine halbe Milliarde solcher Lungenbläschen, man nennt sie Alveolen, bilden eine Berührungsoberfläche von rund 80 Quadratmetern, das entspricht der Wohnfläche einer mittelgroßen Wohnung und ist beinahe 50-mal größer als die Haut!

In der Lunge nehmen die roten Blutkörperchen Sauerstoff auf

Zwischen Lunge und Bronchien befindet sich für die weißen Blutkörperchen eine besonders stark ausgebaute Verteidigungslinie. Hier müssen sie mit größter Sorgfalt darauf achten, dass über die Atemwege keine Krankheitserreger in den Körper gelangen. Die Lymphknoten sind entsprechend groß. Die weißen Blutkörperchen, die sich im Blut befinden, können den Blutkreislauf verlassen und direkt in die Atemwege hineingelangen. Dort haben sie es dann nicht nur mit Bakterien, Viren, Pilzen zu tun, sondern auch mit eingeatmeten Schadstoffen, zum Beispiel Ozon, und Giften, speziell mit den winzigen Tabakrauchpartikeln, die bis in die Lungenbläschen vordringen und sie verkleistern können, sodass bei einem starken Raucher bald kein gesunder Gasaustausch mehr stattfinden kann. Aus dem Rauch droht jedoch noch eine andere Gefahr für die Gesundheit: Mit einem einzigen Zug aus einer Zigarette gelangen bis zu eine Billiarde (das ist eine Eins mit 15 Nullen) freie Radikale in die Atemwege, die sowohl die Membranen der Zellen als auch

Die Atemwege werden von den weißen Blutkörperchen besonders sorgfältig kontrolliert

das Erbmaterial im Zellkern schädigen und dadurch das Entstehen von Erkrankungen begünstigen können. Sie unschädlich zu machen, ist in der Lunge vor allem Aufgabe des so genannten Glutathion-Systems; deshalb ist dessen Konzentration hier wesentlich höher als im Blut. Damit genügend Glutathion zu diesem Zweck bereitgestellt werden kann, benötigt der Körper ausreichende Mengen an schwefelhaltigen Aminosäuren und auch Selen für die Aktivität des Glutathion-Systems.

Das Glutathion-System bremst freie Radikale in der Lunge

Das mit Sauerstoff versehene Blut kehrt über die Lungenvenen nun in das linke Herz zurück und wird von dort auf seinen Weg durch den Körper geschickt. Gleichgültig, welchen Weg unser kleiner Blutstropfen nimmt: Innerhalb einer Minute wird er die Darmwände, die Leber, die Nieren, das Gehirn, kurz, sämtliche wichtigen Organe passieren. In den Darmwänden nimmt er auf, was der Verdauungsapparat für ihn aus der Nahrung zubereitet hat – zusätzlich Stoffe und Substanzen, die der Körper selbst hergestellt hat. Ob Alkohol, ob Zucker, ob gelöste Fette, ob Eiweißstoffe: Alles kann über den Darm ins Blut gelangen. Mitunter verspüren wir die Wirkung augenblicklich: Je nach aufgenommener Substanz werden wir wach oder müde, leicht »benebelt« oder gar betrunken, leistungsfähig oder träge. Auch in Verdauungsorganen sind die Immunzentren des körpereigenen Abwehrsystems, die Lymphknoten, besonders dicht und leistungsstark. Die weißen Blutkörperchen leisten Schwerstarbeit. Bei jeder Mahlzeit »explodiert« ihre Zahl geradezu, damit alles Bedrohliche, was dem Körper über den Mund zugeführt wurde, beseitigt werden kann, bevor es ins Blut gelangt. Angesichts dieser enormen Anstrengungen, die mit Verdauung und Immuntätigkeit hier

Alles kann über den Darm ins Blut gelangen

geleistet werden müssen, versteht man, warum man den Körper nach einer Mahlzeit nicht in eine Konflikt-situation bringen darf: Er braucht alle Kräfte – vor allem sehr viel frisches Blut – in den Verdauungsorganen. Wird diese Konzentration durch angespannte Denk-leistung, durch Verstimmung oder Stress empfind-lich gestört, kann weder die Verdauung noch die Immuntätigkeit im Darmbereich vernünftig vor sich gehen. Mit den Denkleistungen wird es auch nicht weit her sein, weil die Gehirndurchblutung gedrosselt ist.

Nach dem Essen brauchen die Verdauungsorgane eine gute Blut-versorgung

In der Leber werden viele aufgenommene Substanzen erst einmal in verwertbare Stoffe zerlegt, umgebildet, entgiftet, ausgesondert, eventuell, falls der Körper das, was er bekommen hat, im Moment nicht gebrauchen kann, gespeichert. Die Leber baut Einzelsubstanzen auch zu komplizierteren Gebilden zusammen. Sie kann sogar, falls ihr nicht ausreichend Eiweiß zur Verfü-gung steht, aus Eiweißbausteinen (Aminosäuren, Koh-lenhydrate, Fette) körpereigene Eiweißstoffe bilden. Die Leber sorgt dafür, dass sich alle Bestandteile des Blutes im gesunden Verhältnis zueinander befinden, dass sich nicht zu viel Fette, nicht zu viel Zucker, keine überschüssigen Vitamine im Blut befinden. Der Bluts-tropfen, der die Leber wieder verlässt, ist ein völlig anderer geworden. Allerdings kann dieses unfassbar leistungsfähige »Labor« das alles nicht auf »Anhieb« bewerkstelligen. Wenn wir beispielsweise viel Alkohol getrunken haben, vermag die Leber bei jedem Blut-durchlauf immer nur einen Teil herauszunehmen, sodass es Stunden dauert, bis der Alkoholspiegel wieder eine gesunde Norm erreicht hat – und das, obwohl die Leber auf »Hochtouren« arbeitet und immer noch mehr Blut zur Bewältigung der schwieri-

Die Leber – das Entgiftungslabor des Körpers

Ständige
Überforderung
schwächt die
Leber

gen Aufgabe anfordert. Wird diese Entgiftungsarbeit zum Dauerstress, können die Leberzellen mangels ausreichendem Sauerstoff regelrecht ersticken. Dann vernarbt das Lebergewebe. Die Leber wird größer, das Blut hat es immer noch schwerer, sie zu versorgen. Schließlich schrumpft sie in der Zirrhose. Ist es erst einmal so weit gekommen, vermag der Körper sein Blut nicht mehr in gesundem Zustand zu halten. Es ist unzweifelhaft das Beste, seine Leber zu schonen, damit sie ihre Funktionen bestmöglich erfüllen kann. Denn einen vollwertigen Ersatz für das Organ gibt es nicht. Lebertransplantationen gelingen nicht in jedem Fall oder scheitern schon von vornherein am Mangel eines Spenderorgans. Und eine komplette künstliche Leber wird es wohl nie geben, weil riesige, komplizierte Laboranlagen dafür erforderlich wären. Und auch sie könnten nicht die vielfältigen Aufgaben nebeneinander, gleichzeitig und pünktlich lösen. Vieles von dem, was die Leber kann, haben die Wissenschaftler noch nicht einmal durchschaut.

In den Nieren wird
das Blut gefiltert
und wasserlösliche
Abfallstoffe
ausgeschieden

Die Nieren sind für unser Blut Filterstationen. Alles, was die Leber nicht umbauen, nicht neutralisieren, nicht verarbeiten konnte und was an Rückständen angefallen ist und den Körper belasten würde, wird – soweit es wasserlöslich ist – mit dem Harn ausgeschieden. Dazu brauchen die Nieren viel Flüssigkeit. Wenn diese nicht im ausreichenden Maß zur Verfügung steht, aber auch wenn durch zu viel Kochsalz im Körper das Wasser zurückgehalten wird, können die Nieren ihre Filterarbeit nicht optimal durchführen. Dann bleiben »Schlacken« im Blut, die dann irgendwann unterwegs abgelagert werden. Wenn man zu viel trinkt, können zu viele Stoffe aus dem Körper ausgeschwemmt werden.

Im Vergleich zur Leber sind die Nieren relativ einfach konstruierte, aber sehr leistungsfähige Organe. Pro Minute filtern sie rund einen Liter Blut, pro Tag 1440 Liter. Über eine Million Nierenkörperchen und Nierenkanälchen, die so genannten Nephrone, wirken dabei wie ein biologisches Sieb, das aber nicht nach Größe der Bestandteile und auch nicht nach Art der Blutinhaltsstoffe aussortiert – sondern treffsicher »weiß«, was nicht ins Blut gehört und was momentan »abgeschöpft« werden muss, weil zu viel davon da ist. Fehlt bei einer Diabetes beispielsweise ausreichend Insulin, dann scheiden die Nieren vermehrt Zucker aus. Nimmt man Vitamine ein, die überflüssig sind, weil der Körper genug davon besitzt, dann scheiden die Nieren das Vitamin wieder aus. Das ist allerdings nur bei Vitaminen möglich, die wasserlöslich sind; einige fettlösliche Vitamine werden gespeichert und können im Übermaß dem Körper schaden.

Die Niere sortiert Unbrauchbares treffsicher aus

Besondere Mühe bereiten den Nieren die Eiweißstoffe. Sie kann der Körper, sofern sie unverbraucht sind, nicht auf Lager legen. Deshalb müssen sie ausgeschwemmt werden. Bei der Verwertung der Eiweißstoffe (Fleisch, Milchprodukte, Fisch) fallen aber auch zahlreiche Stoffe an – vor allem stickstoffhaltige Abfallprodukte, die die Nierenarbeit belasten. Wenn die Nieren nicht voll funktionieren oder auch wenn Niereninfektionen (Nierenbeckenentzündung) gegeben sind, sollte man deshalb auf Fleischspeisen vorübergehend verzichten, um die Nieren damit zu entlasten. Man könnte also sagen: Nach der »Waschung« in den Nieren ist unser Blutströpfchen erneut völlig verändert – vor allem ungemein entlastet, sauber.

Ein Übermaß an Fleisch belastet die Niere

Doch diese Filterarbeit ist längst nicht alles, was die Nieren zu leisten haben. Die Nieren regulieren gleichzeitig den Wasserhaushalt des Körpers und das Verhältnis zwischen Säure und Base. Von daher sind sie für unser Herz die wohl wichtigsten Partner überhaupt. Die alten Ärzte haben bei allen Krankheiten, vor allem aber bei Herzleiden, immer zuerst die Nieren behandelt, über die Nieren das Blut gereinigt. Und das ist auch heute noch richtig. Nur ein unbelastetes, nicht durch tausenderlei Verschmutzungen überfrachtetes Blut kann einen gesunden Kreislauf, eine zügige Versorgung und Entsorgung gewährleisten. Wenigstens einmal im Jahr, möglichst im Frühjahr, sollte man eine Blutreinigungskur vornehmen. Daneben muss man täglich dafür sorgen, dass der Körper ausreichend Flüssigkeit erhält. Er braucht unter normalen Umständen zweieinhalb Liter Flüssigkeit täglich. Die Hälfte davon besorgt er sich aus fester Nahrung. Man muss also noch etwa eineinhalb Liter trinken, möglichst über den Tag verteilt. An heißen Tagen oder bei schwerer körperlicher Arbeit braucht man entsprechend mehr. Kinder brauchen besonders viel Flüssigkeit. Doch muss man darauf achten, dass sie nicht nur gesüßte Säfte, sondern Kräutertee, Gemüsesäfte, stille Mineralwasser trinken.

Eine Blutreinigungskur im Frühjahr entlastet Herz und Nieren

Ich spreche nicht zuletzt deshalb so eingehend über die Nieren, weil von ihnen bei einer Arteriosklerose im Bereich der Nieren ein geradezu bösartiger Bluthochdruck ausgehen kann. Wahrscheinlich hat sogar jeder Bluthochdruck zumindest indirekt mit einer gestörten Durchblutung der Nieren zu tun.

Bluthochdruck kann von den Nierengefäßen ausgehen

Am Rande sei nur erwähnt, dass hier bei den Nieren, von den Nebennieren her, das Blut mit ganz wichtigen Hormonen versehen wird. Über 30 verschiedene Hormone, die so genannten Corticosteroide und ein Teil der Geschlechtshormone, werden in den kleinen

70

Nierenanhängseln gebildet, die wie Mützen auf ihnen sitzen. Dazu gehören beispielsweise Cortisone und Adrenalin, Hormone, die den Blutdruck regeln, Aufweck- und Beruhigungshormone. Wenn wir etwa wetterfühlig geworden sind, könnte sich damit eine gewisse Erschöpfung dieser Drüsen anzeigen, sodass durch den Ausfall der Hormone die Anpassung an die Umwelt nicht mehr perfekt funktioniert.

Wir könnten die Reise des kleinen Blutstropfens durch unseren Körper nahezu endlos fortsetzen. Stets würden wir etwas Neues entdecken. Hier habe ich nur einige besonders wichtige Stationen kurz geschildert – um zu zeigen, wie wichtig es für uns sein muss, für einen kräftigen, gesunden Kreislauf zu sorgen; um zu erklären, dass letztlich so ziemlich alle Organerkrankungen und funktionellen Störungen mit einem gestörten Blutfluss zu tun haben; um zu zeigen, dass unser Organismus sich nahezu immer zu helfen vermag, solange das Blut ungehindert, ohne zu viel und zu wenig Druck, ohne Überfrachtung mit Schlacken und Schadstoffen, ohne nervöse Verkrampfungen, fließen kann.

Das Wichtigste, um gesund zu bleiben: ein ungestörter Blutfluss

71

3 Arteriosklerose – und die sechs »Risikofaktoren«

Bei der Arteriosklerose lagern sich Substanzen wie Cholesterin, Fettsäuren und Kalk an den Innenseiten der Blutgefäße ab und machen sie weniger durchlässig – Durchblutungsstörungen sind die Folge. Die Entstehung einer Arteriosklerose ist immer von einer Vielzahl von Faktoren abhängig. Nicht alle können wir beeinflussen: zum Beispiel unsere Erbanlagen und unser Alter. Anderen Risikofaktoren dagegen können wir entgegenwirken oder sie sogar ganz ausschalten. Dazu gehören das Rauchen, Übergewicht, Bluthochdruck, Diabetes und Fettstoffwechselstörungen.

Es kann keinen Zweifel daran geben, dass ein so kompliziertes System mit so vielen unterschiedlichen Aufgaben, wie es unser Blutkreislauf darstellt, einer natürlichen Alterung unterworfen ist. Auch der noch so perfekt funktionierende Organismus kann nicht alle Abnützungen reparieren und den naturgegebenen Verschleiß nur verlangsamen und nur sehr selten rückgängig machen. Umso mehr muss man sich als Arzt gelegentlich wundern, wie jung und leistungsfähig die Gefäße alter Menschen noch sind. Und es sind keineswegs Menschen, die sich ein Leben lang geschont hätten, sondern im Gegenteil meistens jene, denen vom Leben so gut wie nichts geschenkt wurde; die viel-

Ein gewisser körperlicher Verschleiß ist normal

72

leicht viele Kinder großgezogen haben; die niemals im Überfluss leben durften; deren Arbeitstag mehr als zwölf Stunden dauerte.

Ich habe schon darauf hingewiesen: Alte Menschen mit 100 Jahren und mehr besitzen zwei Dinge gemeinsam: einen einigermaßen gesunden Kreislauf – ohne fortgeschrittene Arteriosklerose – und ein heiteres, gelassenes Gemüt. Beides scheint untrennbar zusammenzugehören. Es ist zwar richtig, dass heute immer mehr Menschen ein hohes Alter erreichen. Doch bei den wenigsten von ihnen sind diese beiden Grundvoraussetzungen gegeben. Bei den meisten, man darf es nicht verschweigen, ist die Vitalität erheblich eingeschränkt – häufig infolge einer schweren Arteriosklerose. Sie haben die eigentlichen Fehler ihres Lebens aber meist nicht nur in fortgeschrittenem Alter begangen, sondern schon in jüngeren Jahren.

Die meisten alten Menschen leiden an Arteriosklerose

Und das ist es auch, was uns Ärzten zunehmend Sorge bereitet: Wir beobachten sklerotische Veränderungen der Blutgefäße bei immer jüngeren Patienten.

Frau Angelika F., 34 Jahre alt, Chefsekretärin einer großen Handelsfirma in Bremen, kam zu uns in die Schwarzwald Privatklinik Obertal, weil sie sich völlig erschöpft fühlte und deshalb die Zeit für gekommen hielt, einmal einen »Gesundheitsurlaub« durchzuführen. Frau F. hatte einen starken Leistungsknick beobachtet. Sie ermüdete sehr schnell, hatte immer kalte Füße, die häufig »einschliefen«. Wenn sie morgens aufwachte, war sie nass geschwitzt. Ihre Blutdruckwerte erwiesen sich als recht instabil und wechselhaft. Meistens lagen sie etwas unter der gesunden Norm. Wie sich herausstellte, gehörte die Patientin zu jenen Frauen, die stark rauchen und gleichzeitig die

Ein Leistungsknick als erstes Alarmsymptom

Pille nehmen. Als ich versuchte, am Knöchel den Puls zu fühlen, konnte ich ihn kaum fühlen, so schwach war er.

»Mein Beruf reibt mich auf«, versuchte sie ihre mörderische Lebensweise zu entschuldigen. »An manchen Tagen ist bei uns die Hölle los. Ein Termin jagt den anderen. Pausenlos läutet das Telefon, immer neue Aufträge. Ich komme nicht dazu, auch nur einmal richtig durchzuatmen. Wenn der Seniorchef mein Büro verlässt, wartet der Junior schon an der Tür.«

Schon junge Menschen können Arteriosklerose entwickeln

Als ich der jungen Frau eröffnete, dass sie unter erheblichen Durchblutungsstörungen der Beine leide, nickte sie nur, als hätte sie das längst gewusst. Als ich von Arteriosklerose sprach, blickte sie mich fassungslos an. »Wollen Sie damit sagen, dass ich eine alte, verkalkte Frau bin?«

»Noch sind Sie es nicht. Doch wenn Sie so weitermachen, werden Sie es bald sein«, musste ich antworten. »Der Anfang dazu ist gemacht. Bei Ihrer Lebensweise wird sich das Altern beschleunigen. Mit erheblichen Beschwerden!« Ich schilderte der Patientin, was passieren muss, wenn die Arterien in ihren Füßen und Beinen mehr und mehr »zuwachsen«, wenn Thrombosen in den Venen hinzukommen, wenn sie schließlich

Durchblutungs-störungen sind schmerzhaft

unfähig wird, zügig noch eine längere Wegstrecke ohne Schmerzen und Muskelkrämpfe infolge mangelhafter Durchblutung zurückzulegen.

Theorien: Wie Arteriosklerose entsteht

Der Begriff Arteriosklerose – heute häufig als Atherosklerose bezeichnet – ist gekennzeichnet durch chronisch fortschreitende herdförmige oder diffuse sklerotische Veränderungen in den Wänden der Blutgefäße, die sie durch Bindegewebswucherungen hart und starr werden lassen. In dieses aufgequollene Bindegewebe lagern sich Cholesterin, Fettsäuren und Kalk ein und schädigen die Gefäßwand. Der innere Durchmesser der Arterien wird zunehmend geringer. Die Elastizität nimmt ab. Immer weniger Blut kann hindurchfließen – schlimmstenfalls überhaupt keines mehr, besonders wenn zusätzlich ein Blutgerinnsel den engen Durchlass gänzlich verschließt. Es kann zu Herzinfarkt, schweren Durchblutungsstörungen des Gehirns mit Persönlichkeitsveränderungen und Schlaganfall kommen.

Ablagerungen verengen die Arterien: Der Blutfluss wird gestört

Über die Ursachen der Arteriosklerose gibt es zahlreiche Theorien, von denen jedoch keine die Entstehung der Krankheit in allen Einzelheiten befriedigend zu erklären vermag. Wir sprechen von einem multifaktoriellen Geschehen, das heißt viele Faktoren spielen eine Rolle.

Risikofaktoren, die zu einer Arteriosklerose führen können

Unbeeinflussbare Risikofaktoren sind die erbliche Veranlagung und das Alter, die eine wichtige Rolle spielen. Beeinflussbare Faktoren sind Übergewicht, Rauchen, Bluthochdruck sowie Störungen des Zuckerstoffwechsels wie Diabetes mellitus, des Fettstoffwechsels, wie Hyperlipidämie, Gicht, Schilddrüsenunterfunktion, sowie zu viel Stress.

Jeder kann sein Arteriosklerose-risiko selbst beeinflussen

Somit steht die rechtzeitige Vorbeugung an erster Stelle. Risikofaktoren müssen soweit möglich ausgeschlossen oder durch rechtzeitiges Gegensteuern minimiert werden.

Bei bestehender Arteriosklerose ist eine Heilung durch eine kausale, also ursächliche Therapie selten möglich, wenngleich der Verlauf der Erkrankung durchaus positiv beeinflusst werden kann – wozu dieses Buch beitragen soll.

Einige Theorien zur Entstehung der Arteriosklerose möchte ich hier kurz vorstellen, auf einige werde ich im Rahmen dieses Kapitels noch genauer eingehen.

• Verletzungstheorie: Die Arteriosklerose beginnt mit der Schädigung und Funktionsstörung von Endothelzellen, mit denen die Innenwand der Blutgefäße (Intima) ausgekleidet ist, durch eine unkontrollierte Wucherung dieser glatten Gefäßmuskelzellen. Dies kann z. B. durch Bluthochdruck, Durchblutungsstörungen, freie Radikale ausgelöst sein. Daraufhin kommt ein Prozess in Gang, bei dem unter anderem der innere Durchmesser der Blutgefäße (Lumen) verengt wird, Gefäßmuskelzellen sich häufiger teilen und außen sich mehr Blutplättchen (Thrombozyten) auflagern.

• Monoklonale Zellproliferation: In diesem Zusammenhang wurde auch die Infektionstheorie diskutiert. Infektionsbedingt entstehen Zellwucherungen nur einer monoklonalen Zelllinie. Auch Infektionen mit Chlamydia pneumoniae werden im Zusammenhang mit arteriosklerotisch bedingten Gefäßschäden gesehen. Dieser Prozess wurde auch schon im Zusammenhang mit den weit verbreiteten Herpes- und Zytomegalie-Viren diskutiert.

• Lipidtheorie: Ein erhöhter Cholesterinspiegel des Blutes (Hypercholesterinämie), insbesondere zu viel vom so genannten LDL-Cholesterin, löst eine Arteriosklerose aus – sogar dann, wenn keine weiteren

Risikofaktoren bestehen. Mehr darüber in dem Abschnitt »Risikofaktor: Erhöhte Blutfettwerte«.

• Lokale Thrombose: Eine Schädigung der Gefäßwand und ein Blutgerinnsel, das an dieser Stelle entsteht, führen zur Einengung bzw. zum Verschluss der Arterie. Wesentlich daran beteiligt ist das Lipoprotein a; das ist eine Substanz, die ebenso wie die Cholesterine bestimmte Fette im Blut transportiert. In diesem Geschehen bewirkt sie zum einen, dass das Blut leichter gerinnt (Hyperkoagulabilität), und zum anderen hemmt sie die so genannte Fibrinolyse zur Auflösung der entstehenden Blutgerinnsel.

Risikofaktor
Blutgerinnsel

• Wachstumsfaktoren und vasoaktive Substanzen: Dabei handelt es sich um »proliferationsfördernde Faktoren«, die die Endothelzellen der Blutgefäße derart beeinflussen, dass diese sich häufiger als normal teilen, sowie um »vasoaktive Substanzen«, die von den Zellen freigesetzt werden und den inneren Durchmesser der Blutgefäße verengen bzw. erweitern und auch in andere Prozesse wie den der Blutgerinnung eingreifen. Dazu gehören beispielsweise das Prostacyclin und der »endothelium-derived relaxing factor« (EDRF), heute als Stickoxid (NO) identifiziert, die die Gefäße positiv beeinflussen, sowie das Thromboxan und der »platelet-derived growth factor« (PDGF), die auf vielfältige, komplizierte Art und Weise die Entwicklung der Arteriosklerose fördern.

Auch körpereigene
Substanzen sind
am Arteriosklerose-
Geschehen
beteiligt

• Homocystein: Diese Aminosäure ist im Prinzip ein Zwischenprodukt im Stoffwechsel. Sie entsteht im Körper selbst, und zwar wenn im Stoffwechsel die – mit der Ernährung zugeführte – Aminosäure Methionin verwertet wird. Dann bleibt ein Rest von Homocystein zurück, der jedoch umgehend wieder in Methionin umgewandelt oder zu Cystein (das ist ebenfalls eine Aminosäure) abgebaut werden muss. Für diese Vorgänge sind die Vitamine B_{12} und Folat (auch Folsäure genannt) sowie B_6 unerlässlich. Mangelt es an diesen Vitaminen, steigt der Homocysteinspiegel des Blutes. Und das ist gefährlich. Denn Homocystein im Übermaß schädigt die Endothelzellen der Blutgefäße und setzt damit eine Entwicklung in Gang, die zur Arteriosklerose führt. Zu viel Homocystein gilt heute allgemein als ein eigenständiger Risikofaktor für die Arteriosklerose. Es hat lange bis zu einer allgemeinen Anerkennung dieses Risikofaktors gedauert.

Mangel an B-Vitaminen lässt den Homocysteinspiegel steigen

Risikofaktor: Rauchen

Ich habe es schon angedeutet: Die Arteriosklerose ist keine krankhafte Veränderung der Arterien, von der schön gleichmäßig alle Gefäße betroffen sind, die Gefäße im Kopf ebenso wie die Herzkranzgefäße und die Arterien in den Beinen. Die Ablagerungen finden sich vielleicht nur an einer einzigen Stelle – aber immer dort, wo eine besondere Belastung gegeben ist. Dort nämlich, wo die Gefäße durch Verkrampfungen, durch mangelhafte Blutversorgung, durch erhöhten Blutdruck übermäßig beansprucht werden. Das können bei jenem, der sein Herz überstrapaziert, die Herzkranzgefäße sein, bei einem, der sich unmäßig ernährt, die Baucharterien. Bei starken Rauchern sind es häufig die Fuß- und Beinarterien. Und zwar ist die fatale Auswirkung des Rauchens zweifach gegeben: Einmal werden die Lungenbläschen durch die Rauchpartikel im Zigarettenrauch verklebt, sodass das Blut nicht mehr richtig mit der Atemluft in Kontakt kommt. Zum anderen sind die feinen Arterien und Arteriolen

Rauchen gefährdet vor allem Bein- und Fußarterien

durch die Wirkung des Nikotins ständig in angespanntem, verkrampftem Zustand, sodass das Blut an dieser Stelle nur in verminderten Mengen und unter erhöhtem Druck fließen kann. Die am weitesten vom Herz entfernten Arterien sind also zugleich schlecht durchblutet, und die verminderten Blutmengen bringen auch noch wenig Sauerstoff. Da die Fuß- und Beinmuskeln im Sitzen nicht benötigt werden, wird der Blutfluss zu ihnen zusätzlich gedrosselt.

Schlecht durchblutete Arterien trifft es am ehesten

An solchen Staustellen nun lagert der Organismus Stoffe des Blutes, die er anderweitig nicht loswerden kann, mit Vorliebe ab. Solche Ablagerungen sind aber keineswegs nur oberflächlich, so wie Farbe auf ein Stück Holz aufgetragen wird, sondern sie wachsen regelrecht in das Gewebe hinein, vergleichbar Butter, die tief ins Brot hineingestrichen wird. Sie verändern die feine Oberhaut der Gefäß-Innenverkleidung, und die darunter liegenden Muskeln machen sie steif und unbeweglich. Weil diese Ablagerungen aber keinesfalls so fein und glatt sind, wie die ursprüngliche Gefäßinnenhaut gewesen ist, reibt sich das Blut an ihnen auf. Es bleibt immer mehr haften, dabei wird Schicht über Schicht aufgetragen. Das Durchlassvermögen wird immer geringer. Zuerst reicht die Blutmenge, die noch passieren kann, eben noch aus, die hinter dem Engpass liegenden Muskeln zu versorgen.

Schicht für Schicht wachsen die Ablagerungen in den Gefäßen, bis zum Verschluss

Doch bald bricht diese Versorgung dann immer noch früher schon bei kleinsten Muskelanstrengungen zusammen. Geschieht nichts, diesen Prozess aufzuhalten oder rechtzeitig rückgängig zu machen, erfolgt eines Tages der totale Verschluss. Dann sterben erst die Zehen, dann der Fuß, später vielleicht sogar der ganze Unterschenkel ab. Wir haben ein so genanntes »Raucherbein«, das im schlimmsten Fall amputiert werden

79

muss. Zuerst spürt man von solchen Durchblutungsstörungen relativ wenig – abgesehen davon, dass die Füße häufig »einschlafen«, kribbeln, dass man sehr schnell Muskelkrämpfe bekommt und nach unbedeutenden Anstrengungen unter Muskelkater leidet.

Wie wichtig es wäre, solche Hinweise ernst zu nehmen, zeigen jedoch die nachfolgenden, nicht mehr zu übersehenden Beschwerden: Patienten mit fortgeschrittener Arteriosklerose in den Beinen können nur noch wenige Schritte tun. Dann werden sie durch heftige Krämpfe gezwungen, stehen zu bleiben, die Muskeln ausruhen zu lassen, ehe sie ihren Weg für ein paar weitere Schritte fortsetzen können. Von dieser »Schaufensterkrankheit« war schon die Rede. Leider ist es meistens dann so, dass die Betroffenen nicht energisch gegen das Leiden angehen, sondern ihre sowieso schon eingeschränkte Bewegung noch weiter drosseln, damit sie von den Schmerzen verschont bleiben. Damit aber fördern sie die Krankheit nur. Je länger man abwartet, umso schwieriger wird es, etwas gegen die Arteriosklerose zu tun.

Krampfartige Muskelschmerzen in allen Bereichen der Beine – der Oberschenkel, der Waden, der Fußsohlen, der Zehen – sind Alarmzeichen, bei deren Auftreten man umgehend einen Arzt aufsuchen muss.

Wenn die Arteriosklerose so weit fortgeschritten ist, dass die Blutversorgung auch im Ruhezustand nicht mehr aufrechterhalten werden kann, stellen sich die so genannten Ruheschmerzen ein. Diese Schmerzen können so heftig werden – vor allem nachts im Bett, wenn das Bein hochgelagert ist –, dass die betroffenen Patienten schließlich voller Verzweiflung darum bitten, man möge ihnen endlich das Bein amputieren. Nachts lassen sie das Bein über die Bettkante hängen, weil

Die Schaufensterkrankheit wird durch zusätzliche Schonung nur verschlimmert

Krampfartige Schmerzen in der Muskulatur der Beine sind Alarmzeichen

sich dann die Schmerzen etwas lindern. Sie suchen für ihr schmerzendes Bein immer neue Positionen, massieren das Bein. Doch das alles hilft nichts mehr. Zu solchen Ruheschmerzen kann es nach und nach kommen. Häufig treten sie aber auch ganz plötzlich auf.

Die Schmerzen, ausgelöst durch arterielle Durchblutungsstörungen, kann man übrigens von venösen Störungen folgendermaßen unterscheiden: Bei Arteriosklerose treten die ersten Schmerzen auf, sobald man die Muskeln anstrengt. Sie klingen ab, sobald man stehen bleibt. Beim venösen Stau steigern sich die Schmerzen, wenn man steht, und ebben ab, wenn man sich bewegt.

Sind die Venen gestaut, lässt der Schmerz bei Bewegung nach

Eine weitere Folge mangelhafter Durchblutung sind die Unterschenkelgeschwüre, die so genannten Gangräne. Kleinste Verletzungen der Haut und Infektionen wollen nicht mehr heilen und widerstehen auch den besten Medikamenten. Die Wunden werden immer großflächiger und tiefer. Ein solches Bein ist dann ziemlich gefühllos geworden. Man verspürt kaum mehr Hitze und verbrennt sich leicht und hat auch im Fuß kein Gefühl mehr für zu enge Schuhe.

Alle diese schlimmen Folgen müssen nicht sein und können bei rechtzeitiger Behandlung vermieden werden. Vielleicht muss man ausdrücklich hinzufügen, dass nicht nur Raucher von ihnen heimgesucht werden können, wenngleich häufiger als andere. Eine sorgfältige Aufmerksamkeit müssen wir alle der gesunden Durchblutung unserer Beine schenken. Je früher wir damit beginnen, desto größer ist die Chance, dass wir eine Arteriosklerose in unseren Gliedmaßen rechtzeitig verhindern können.

Nicht nur Raucher sind von Arteriosklerose betroffen

Der Arzt Dr. Ratschow hat eine einfache Methode entwickelt, mit deren Hilfe der Arzt beginnende

81

Durchblutungsstörungen in den Beinen feststellen kann. Sie lässt sich zu Hause auch vom Ungeübten durchführen:

Testen Sie die Durchblutung Ihrer Beine

Zuerst legt man sich auf den Rücken und streckt beide Beine senkrecht in die Höhe. Dabei darf man sich ruhig etwas abstützen, vielleicht sogar die Oberschenkel umfassen. Wichtig ist nur, dass die Beine möglichst hoch in die Höhe ragen.

Nun dreht und bewegt man die Füße in den Sprunggelenken. Der voll Gesunde kann das ohne geringste Beschwerden bis zu zehn Minuten durchhalten. Bei Durchblutungsstörungen werden die Füße rasch blass. Auch die Fußsohlen, die normalerweise nicht blass werden, verlieren ihre Farbe, und es treten in den Waden und Füßen Schmerzen auf, die vielleicht dazu zwingen, die Übung schon kurz nach Beginn abzubrechen.

Noch deutlichere Hinweise auf mögliche Durchblutungsstörungen gibt der zweite Teil der Lagerungsprobe:

Man setzt sich so hin, dass beide Beine locker herabhängen. Nun sollte das Blut in wenigen Sekunden rasch und gleichmäßig in beide Beine zurückströmen. Bleibt die Rötung aus, oder kann man sie nur in einem Bein beobachten, besteht eine Durchblutungsstörung.

Auch der Laie kann eine Durchblutungsstörung leicht erkennen

Aus den Zeitverzögerungen der Durchblutung und aus Umfang und Intensität der blassen Zone kann der Arzt ziemlich genau auf Art und Schwere des Verschlusses rückschließen. Für den Ungeübten genügt es, die Durchblutungsstörung als solche festzustellen, um alsbald den Arzt aufzusuchen und mit ihm zusammen Maßnahmen gegen die Arteriosklerose einzuleiten.

Die Hintergründe, die bei der Ratschow-Lagerungsprobe sichtbar werden, sind ganz einfach zu erklären: Wenn die Beine in die Höhe gestreckt werden, fließt das Venenblut rasch in den Körper. Der arterielle Blutfluss dagegen muss in die Höhe steigen. Bei gesunden Arterien gelingt das. Bei verstopften Arterien kommt eine Durchblutung der Füße kaum mehr zustande. Es ist vorteilhaft, sich bei diesem Test helfen zu lassen, weil ein anderer unterschiedliche Farbveränderungen leichter und präziser feststellen kann. Von der Arteriosklerose sind ja meistens nicht beide Füße gleichermaßen betroffen, sondern ein Fuß bereits stärker als der andere. Wichtig ist für diese Probe auch, dass man sie nicht im kalten Raum durchführt, denn in ihm müssten dank der Wärmeregulierung die Beine und Füße automatisch blass werden.

Meist ist die Arteriosklerose auf einer Seite stärker ausgeprägt

Ein zweiter, ebenfalls sehr einfacher Test zur Feststellung von Durchblutungsstörungen lässt sich so durchführen: Gehen Sie zwei Minuten lang barfuß möglichst im Freien spazieren. Lassen Sie anschließend Ihre Fußsohlen von einem Begleiter betrachten. Finden sich auf ihnen weiße Flecken, wäre auch das eine Warnung, das Rauchen umgehend aufzugeben, weil die Durchblutung in den Füßen bereits gestört ist.

Ganz ähnlich wie die Füße kann man auch die Hände einem Durchblutungstest unterziehen. Auch dazu braucht man keinen Arzt und keine Hilfsmittel. Solche Durchblutungsstörungen sind zwar seltener als Durchblutungsstörungen der Beine, doch auch sie sind noch viel zu häufig. Die so genannte Faustschlussprobe wird folgendermaßen durchgeführt:

Auch die Hände kann man leicht auf Durchblutungsstörungen testen

Heben Sie beide Arme senkrecht über den Kopf. Dann schließen Sie die Hände zur Faust und öffnen sie wieder. Wiederholen Sie das in ruhigem Rhythmus etwa

*Bei der Faust-
schlussprobe
brauchen Sie
einen Helfer*

zehn Mal. Danach sind auch gut durchblutete Hände blass geworden. Nun muss ein Helfer Ihre Handgelenke umfassen und kräftig zudrücken, während Sie das Öffnen und Schließen der Hände fortsetzen. Tun Sie das auch diesmal etwa zehn Mal. Danach lässt Ihr Helfer die Handgelenke rasch los. Nun sollte das Blut in die Hände zurückschießen. In spätestens vier Sekunden sollten die Hände und auch die Finger schön gleichmäßig rot geworden sein. Ist dies nicht der Fall, oder zeigen sich an einem Ort weiße Flecken, die nur langsam rot werden, dann liegt wiederum eine Durchblutungsstörung vor, die auf eine Arteriosklerose schließen lässt. Auch bei der Faustschlussprobe muss man, wie beim Lagerungstest, auf die unterschiedliche Färbung und auf Zeitverschiebungen in der Färbung in beiden Händen und Armen achten. Bei Störungen empfiehlt es sich, möglichst bald den Arzt aufzusuchen, damit durch entsprechende Maßnahmen die gesunde Durchblutung zurückgewonnen werden kann.

Bei meiner Patientin Angelika F. befanden sich die arteriellen Durchblutungsstörungen noch in einem Stadium, das für eine wirksame Behandlung zugänglich war. Frau Angelika F. musste allerdings fortan auf die Zigaretten verzichten. Wir erreichten das mit Autogenem Training während einer Heilfasten-Therapie. Es scheint doch so zu sein, dass zusätzliche Hormone durch die »Pille« bei Frauen, die zu einer verstärkten Blutverklumpung neigen, das Risiko einer Thrombose oder einer Embolie leicht erhöhen. Für sie wird das Rauchen mit der damit verbundenen Gefäßverengung besonders gefährlich. Der Direktor der Medizinischen Klinik und des Herzinfarkt-Instituts der Universität Heidelberg, Professor Dr. Gotthard Schettler, verweist in

*Raucherinnen,
die die »Pille«
nehmen, sind
besonders
Thrombose-
gefährdet*

seinem Buch *Der Mensch ist so jung wie seine Gefäße* darauf, dass das so genannte HDL, vereinfacht gesagt das »gute« Cholesterin, welches aller Wahrscheinlichkeit nach die Gefäße schützt (im Abschnitt über den Risikofaktor Blutfette finden Sie darüber mehr), bei starken Rauchern deutlich herabgesetzt ist. Wenn nun Pille und Rauchen zusammenwirken, steigt das Thromboserisiko. Professor Schettler warnt deshalb: »Wichtig ist auch die von englischen Ärzten getroffene Feststellung, dass junge Frauen mit Venenleiden, mit Neigung zu Thrombosen, falls sie die Pille nehmen, ihr Risiko noch beträchtlich erhöhen, wenn sie Zigaretten rauchen. Ich meine, die Fakten müssten jeder rauchenden jungen Frau deutlich gemacht werden.«

Raucher haben weniger gutes, die Gefäße schützendes Cholesterin

Damit kein Missverständnis entsteht, muss ich hier gleich anfügen: Lassen Sie sich durch das Beispiel »Raucherbein« nicht irreführen. Rauchen kann nicht nur zur Arteriosklerose in den Füßen und Beinen führen, wenngleich sie bei Rauchern besonders häufig ist. Doch fast ebenso stark gefährdet sind die Herzkranzgefäße. Um noch einmal Professor Schettler zu zitieren: »Durch das Rauchen von 20 Zigaretten verdoppelt sich das Herzinfarktrisiko. Und das gilt keineswegs nur für Männer, sondern auch für Frauen. Sobald man mehr als 20 Zigaretten täglich raucht, steigt die Gefährdung sogar auf das Dreifache. Besitzt der Raucher zusätzlich deutlich erhöhte Blutfette, kann sich das Risiko bis auf das Sechsfache erhöhen, bei einem weiteren zusätzlichen Risikofaktor, etwa Bluthochdruck, ist sogar das neunfache Risiko gegeben.«

20 Zigaretten am Tag verdoppeln das Herzinfarktrisiko

Das sind wohl Zahlen, die man sich einprägen sollte! Wenn heute in Geburtskliniken schon Neugeborene mit sklerotisch veränderten Gefäßen beobachtet werden, weil die Mutter während der Schwangerschaft ge-

85

*Schon Neu-
geborene leiden
an Gefäß-
verengungen*

raucht hat, dann kann man junge Frauen nur ganz dringend bitten: Denkt wenigstens an die Gesundheit eurer Kinder, wenn euch schon so wenig an der eigenen gelegen ist! Beweist euch selbst, dass ihr auf die Zigarette verzichten könnt, ehe ihr einem Kind das Leben schenken wollt. Es soll doch ein glückliches Leben werden!

Risikofaktor: Bluthochdruck

Wegbereiter der Arteriosklerose – und zugleich ihre Auswirkung – ist die Hypertonie, der Bluthochdruck. Ihr gegenüber stehen wir alle in einer geradezu blamablen Situation, die aufzeigt, wie gleichgültig uns letztlich die Gesundheit ist, solange Störungen keine wesentlichen Beschwerden oder Lebenseinschränkungen mit sich bringen. Obwohl es kaum eine ärztliche Untersuchung gibt, bei der nicht der Blutdruck gemessen würde – keine andere Gesundheitsvorsorge wird so häufig und so gründlich betrieben wie die Blutdruckkontrolle –, obwohl es keine organische Funktionsstörung gibt, die leichter festzustellen wäre, obwohl es nicht den geringsten Zweifel daran geben kann, dass Bluthochdruck das Leben deutlich verkürzt und das Altern enorm beschleunigt, ist bei uns in der Bundesrepublik nur etwa jeder achte Hypertoniker vor den Folgen dieser heimtückischen Krankheit durch eine entsprechende Therapie geschützt. Nur die Hälfte der Betroffenen wissen überhaupt von der Gefahr, in der sie leben. Von denen, die es wissen, lässt sich wiederum nur die Hälfte behandeln. Von den Behandelten nehmen erneut nur die Hälfte ihre Medikamente so regelmäßig, dass diese überhaupt einen Sinn haben und den Blutdruck auf einigermaßen normale

*Die meisten
Betroffenen wissen
gar nichts von
ihrem Blut-
hochdruck*

Werte reduzieren. Von rund sieben Millionen Hypertonikern, so viele gibt es wohl nach sorgfältigen Schätzungen in der Bundesrepublik, leben weit über sechs Millionen in ständiger, großer Gefährdung – ohne zu ahnen, was sie sich antun – oder leichtfertig genug, die Tatsachen nicht wahrhaben zu wollen. Wenn man vergleicht, wie viel Geld junge Frauen für Jugend und Schönheit ausgeben und wie viel sie zu leiden bereit sind, wenn es darum geht, verblühte Jugend operativ zurückzugewinnen, dann versteht man die Welt nicht mehr: Wie einfach könnte es sein, vorzeitiges Altern von vornherein zu verhindern – nämlich den Altmacher Nr. 1, Bluthochdruck, auszuschalten!

Bluthochdruck ist der Altmacher Nr. 1

Nicht eben selten wird ein Bluthochdruck rein zufällig vom Augenarzt festgestellt. So war es auch bei Frau Lydia B., 46 Jahre alt, die daraufhin zu uns in die Schwarzwald Privatklinik Obertal kam. Die Studienrätin hatte sich stets pudelwohl gefühlt. Ihre Leistungskraft war sogar ungewöhnlich gut, besser als bei vielen Kollegen. Nur ganz selten, wenn das Tempo einmal zu hoch wurde, bekam sie Kopfschmerzen. Doch wer bliebe davon verschont? Frau Lydia B. wäre es nicht im Schlaf eingefallen, an ihrer Gesundheit zu zweifeln.

Oft stellt der Augenarzt als Erster den Bluthochdruck fest

Dann benötigte sie eine Lesebrille. Als der Augenarzt durch die geweiteten Pupillen den Augenhintergrund betrachtete, sah er an den Veränderungen der Blutgefäße, die dort besonders gut sichtbar sind, weil sie direkt an der Oberfläche liegen, dass seine Patientin sehr wahrscheinlich unter Bluthochdruck leidet. Er schickte sie deshalb zum Internisten, der die Vermutung bestätigte. Die Blutdruckwerte bei Frau Lydia B. lagen bei 160/100, also deutlich zu hoch. Frau B. wurden Medikamente verordnet, die sie zunächst auch sehr pünktlich einnahm.

Doch das ist eben das Problem bei jeder Behandlung einer Hypertonie: Da der Blutdruck mehr oder weniger gewaltsam herabgedrückt wird, fühlt sich der Patient naturgemäß nicht mehr so wohl wie bisher. Wir haben es hier mit einer völligen Umkehrung der normalen Heilkunst zu tun: Jemand, der sich sehr wohl und aktiv fühlt, wird aufgefordert, ein Medikament einzunehmen, das dieses Wohlbefinden zumindest anfänglich schmälert. Mit herabgesetztem Blutdruck fühlt man sich ja rascher müde, antriebsschwach. Menschen mit einem zu niedrigen Blutdruck haben sich daran gewöhnt. Sie kennen es nicht anders. Doch wer bisher ständig »unter Volldampf« stand, der kommt sich vor wie ein Autofahrer, der den Fuß vom Gaspedal nehmen muss und nun den Eindruck hat, sein Wagen bewege sich überhaupt nicht mehr von der Stelle. Die Versuchung, das Medikament wieder abzusetzen, ist riesengroß.

Blutdrucksenkende Medikamente machen am Anfang oft müde

So war es auch bei Frau Lydia B. Wahrscheinlich hätte sie wie so viele mit ihren zu hohen Blutdruckwerten und einem schlechten Gewissen weitergelebt, wäre der »Warnschuss vor den Bug« nicht noch rechtzeitig erfolgt. Seitdem Frau B. um ihren zu hohen Blutdruck wusste, litt sie unter erheblichen Schlafstörungen. Mitten in der Nacht wachte sie auf und war dann hellwach. Morgens fühlte sie sich entsprechend müde. Hinzu kamen immer häufiger Kopfschmerzen, erhöhte Reizbarkeit und eine mörderische innere Unruhe, verbunden mit Konzentrationsstörungen. Nicht einmal sie selbst, sondern Kollegen registrierten ihre Veränderung und gaben ihr den Rat: »Sie sollten einmal richtig ausspannen. Sie sind offensichtlich völlig erschöpft!«

Kopfschmerzen und innere Unruhe können auf erhöhten Blutdruck hindeuten

Frau Lydia B. kam zu uns. Ihre Blutdruckwerte waren inzwischen noch leicht angestiegen. Wir stellten bei den Untersuchungen beginnende Arteriosklerose im Kopfbereich und in den Herzkranzgefäßen fest. Die Patientin hat noch rechtzeitig die richtige Entscheidung getroffen. Denn ohne intensive Behandlung wäre sie direkt auf einen Hirnschlag oder einen Herzinfarkt zugesteuert.

Ohne Behandlung drohen dem Hochdruckkranken Herzinfarkt oder Schlaganfall

Lassen Sie mich, bevor ich näher auf die Krankheit eingehe, hier von vornherein einige folgenschwere Missverständnisse und Irrtümer über den Bluthochdruck ausräumen:

• Bluthochdruck, so meinen viele, ist eine Krankheit alter Menschen. Das ist falsch. Schon Babys können unter zu hohen Blutdruckwerten leiden. Bluthochdruck ist nur dann eine Alterskrankheit, wenn er sich als Folge der Arteriosklerose einstellt. Richtig ist lediglich, dass sich infolge der Versteifung der Blutgefäße bei jedem Menschen der Blutdruck im Alter erhöht. Heute beobachten wir mit großer Sorge, dass viele Erwachsene schon mit 30 Jahren bedenklich erstarrte und »zugewachsene« Blutgefäße besitzen, biologisch also wesentlich älter sind als an Kalenderjahren. Professor Schettler hat den Satz geprägt: »Die Arteriosklerose ist kein geriatrisches, sondern ein pädiatrisches Problem.« Er fordert, dass man Blutdruckmessungen entsprechend schon bei Kindern und Jugendlichen durchführt, um diesen schlimmsten Risikofaktor so früh wie möglich auszuschalten.

Bluthochdruck kann in jedem Lebensalter auftreten

• Bluthochdruck ist eine Männerkrankheit, so denken viele. Das mag in früheren Jahren einmal beinahe richtig gewesen sein. Heute stimmt es kaum mehr. Die Frauen haben, wohl durch die Umstellung ihrer Lebensgewohnheiten, durch Doppelbelastungen mit Beruf und Familie, nicht zuletzt durch die Einnahme der

Pille und durch Rauchen mächtig aufgeholt. Eine wissenschaftliche Untersuchung zeigte erschreckende Tatsachen: Bei sehr jungen Frauen erhöht sich der Anteil der Hypertoniker durch die Pille von sechs auf 18 Prozent, bei älteren Frauen von 22 auf 30 Prozent. Wenn das stimmt, hieße das: Jede dritte Frau über 35, die die Pille nimmt, hat einen zu hohen Blutdruck. Man weiß, dass die Hormone der Pille den Organismus veranlassen, vermehrt Wasser zu speichern, somit auch das Blutvolumen zu vergrößern. Das ist vermutlich der Hintergrund der Blutdrucksteigerung bei der Anwendung der Pille. Für alle Frauen, die Östrogene zu sich nehmen, bedeutet das aber, dass sie noch sorgfältiger als andere ihren Blutdruck kontrollieren müssen. Allerdings ist dieses Risiko bei Anwendung der neuen Mikro-Pillen, die weniger Hormone enthalten, eindeutig geringer. Auch die Einnahme von natürlichen Östrogenen nach der Menopause ist nicht derart belastend.

Manchmal erhöht die »Pille« den Blutdruck

• Bei Bluthochdruck hat man ein typisch rotes, weil gut durchblutetes Gesicht – auch das ist nicht richtig. Man kann auch bei bleicher Haut einen Bluthochdruck haben. In diesem Fall wäre die Krankheit sogar noch heimtückischer, weil die Nieren bereits geschädigt wären.

Ein gerötetes Gesicht ist kein sicheres Zeichen für Bluthochdruck

• Menschen mit Bluthochdruck erkennt man an der Zornesader – falsch. Die Zornesader ist eine reine Temperamentsache. Viel gefährlicher ist ein Bluthochdruck bei Menschen, die alles in sich »hineinfressen«.

• Bluthochdruck ist eine ererbte Anlage, sagen andere. Das ist sicherlich teilweise richtig. Doch ich habe schon darauf hingewiesen: Menschen, die miteinander zusammenleben, passen ihren Blutdruck einander

90

an. Und noch eine Beobachtung ist in diesem Zusammenhang wichtig: Wir erleben es immer wieder, dass Hypertoniker im Urlaub, vor allem wenn sie ihn in harmonischer, reizarmer Umgebung verbringen, plötzlich nahezu normale Blutdruckwerte haben. Die häusliche »Atmosphäre« und auch das Betriebsklima scheinen doch für die Blutdruckwerte von enormer Bedeutung zu sein. Deshalb werden bei der Behandlung der Hypertonie die schnellsten und besten Ergebnisse erzielt, wenn es möglich ist, den Patienten aus seiner normalen Umgebung herauszuholen – und ihm gleichzeitig eine neue Lebenseinstellung zu vermitteln. Es genügt nämlich nicht, den Blutdruck vorübergehend auf normale Werte zu bringen. Sobald der Patient nach Hause zurückkehrt, schnellen sie wieder in die Höhe, wenn der Patient inzwischen nicht gelernt hat, gelassener, ruhiger, vernünftiger zu reagieren.

Fehlende Harmonie zu Hause und am Arbeitsplatz treibt den Blutdruck in die Höhe

Hier sind wir beim Kernpunkt der Hypertonie: Zur Behandlung dieser verhängnisvollen Fehlsteuerung des Organismus stehen dem Arzt heute mehrere Möglichkeiten zur Verfügung: Mit den so genannten Diuretika lässt sich der Blutdruck durch eine Verminderung des Blutvolumens senken. Dem Körper wird also Flüssigkeit entzogen. Mit den so genannten Betablockern wird die Wirkung der Aufweckhormone (Adrenalin, Noradrenalin) gedämpft. Die Rezeptoren, die diese Hormone aufnehmen könnten, werden blockiert. Es gibt »kardioselektive« Betablocker, die vor allem am Herzmuskel wirken, sowie »nichtselektive«, deren Wirkung auch an anderen Organen ansetzt. Die so genannten Vasodilatatoren weiten die Gefäße und vermindern somit den Blutdruck. Ganz andere Ansatzpunkte gegen Bluthochdruck haben die neu hinzuge-

Betablocker erweitern die Gefäße: Der Blutdruck sinkt

kommenen ACE-Hemmer und Calcium-Antagonisten. Die Ersteren hemmen in der Niere die Bildung vom so genannten Angiotensin converting enzyme (abgekürzt: ACE) und vermindern darüber die Wirkung eines Hormonsystems, das die Blutgefäße eng und somit den Blutdruck hoch hält; die anderen hemmen den Einstrom von Calcium in Muskelzellen der Blutgefäße, sodass diese erschlaffen und sich erweitern. In manchen Fällen muss der Arzt zwei oder drei dieser Methoden kombinieren. Alle Medikamente müssen, sollen sie nützen, als Dauermedikation eingenommen werden. Und alle sind – wie jede Medikamenteneinnahme über Jahre hinweg – nicht unproblematisch. Sie können zu erheblichen Störungen der Kreislauffunktionen und zu beträchtlichen Durchblutungsstörungen führen. Das weiß natürlich jeder Arzt, der sie verordnet. »Doch«, so schrieb kürzlich ein Blutdruck-Experte in einer Ärztezeitschrift, »was bleibt mir denn anderes übrig? Ich muss diese Medikamente verschreiben. Ich kann schließlich nicht zum Chef meines Patienten gehen und ihn veranlassen, fortan weniger ekelhaft zu seinem Angestellten zu sein. Ich kann ihm weder eine günstigere Stelle noch eine liebenswertere Partnerin vermitteln.«

Anders gesagt: In aller Regel kommt der Arzt nicht an die eigentlichen Ursachen der Fehlfunktion heran. Er kann lediglich die Folgen lindern. Er kann im günstigsten Fall dazu beitragen, dass sein Patient eine mögliche Ursache, zum Beispiel das Übergewicht, reduziert. Er kann ihn dahin bringen, dass er Salz deutlich einschränkt. Damit lässt sich besonders bei Salz-empfindlichen Patienten meistens auch tatsächlich viel erreichen. Er kann den Patienten anhalten, ausreichend Magnesium und auch genügend Kalium zu sich zu

Medikamente gegen Bluthochdruck müssen in der Regel dauerhaft eingenommen werden

Medikamente beheben die Ursachen des Bluthochdrucks nicht

nehmen, damit ein Überschuss des anspannenden Calciums verhindert und die Muskeln gelockert und ihre Verkrampfungen gelöst werden. All das ist sehr hilfreich und sogar notwendig. Solche Maßnahmen müssen am Beginn jeder Hypertonie-Therapie stehen.

Doch an die eigentliche Krankheitsursache führt das alles nicht heran. Diese Ursache ist aber nicht im körperlichen, sondern im seelisch-geistigen Bereich zu suchen. Es ist sicherlich richtig, wenn die Hochdruck-Forscher heute einstimmig feststellen, dass selbst Dauerstress nicht automatisch zu einem andauernden Bluthochdruck, sondern nur zu vorübergehendem Blutdruckanstieg, zu gewissen Spitzen, führt. Es gibt tatsächlich Zeitgenossen, die pausenlos Stress ausgesetzt sind – und auch nach Jahrzehnten dieser riesigen Belastung eher einen zu niedrigen als zu hohen Blutdruck haben. Dass es bei diesen Menschen der übermäßigen Stressbelastungen wegen auch ohne Bluthochdruck zur Arteriosklerose und zu Herzinfarkt oder Schlaganfall kommen kann, ist aber ebenso unbestritten. Wir werden darauf noch zurückkommen.

Die Bluthochdruck-Ursachen liegen im Geistig-Seelischen

Ich möchte es so formulieren: Ob es zu Bluthochdruck kommt oder nicht, das hängt nicht von der Belastung ab, sondern von der persönlichen Reaktion auf sie. Menschen mit Bluthochdruck sind eher kraftvolle, »blutvolle« Typen, jene, die nicht aufgeben, kaum müde werden. Die anderen, die weniger starken, halten die innere Anstrengung auf Dauer nicht durch. Sie »schlaffen« ab – im wahrsten Sinn des Wortes. Ihre Herz- und Gefäßmuskeln erlahmen unter dem ständigen Druck.

Entscheidend ist, wie wir persönlich auf Stress reagieren

Damit wird eines deutlich: Bluthochdruck ist letztlich doch die Antwort auf einen wirklichen oder vermeintlichen Druck von außen, auf harte Konflikte, die man ohne die Bereitschaft, sich zu fügen, nicht zu lösen vermag. Er ist die Antwort auf ständig auf den Körper hereinprasselnde starke Reize, die ihm eine unentwegte »Habachtstellung« aufzwingen. Es gibt keinen Zweifel daran, das ist sogar als Berufskrankheit anerkannt, dass ständiger großer Lärm zur Hypertonie führen kann. Häufiger Lärm in der Freizeit und bei Nacht kann dieselben Auswirkungen haben und zur Mitursache für einen Herzinfarkt werden: Bei einem Lärmpegel von 65 bis 70 Dezibel, dem rund zehn Prozent aller Wohnungen in den alten Bundesländern ausgesetzt sind, steigt das Infarktrisiko um 20 Prozent; das ist durch eine Untersuchung des einstigen Bundesgesundheitsamtes bewiesen worden. Auch alle scharfen Reize wie grelles Licht, nervenzerfetzende Töne, unangenehme Gerüche, übermäßig gewürzte Speisen und störende Kontakte – vor allem aber das Trommelfeuer aller Sinnesüberflutungen zusammen – veranlassen den Organismus ständig, Adrenalin und Noradrenalin ins Blut zu schütten, damit der Körper hellwach bleibt und ihm ja nichts entgeht, er vor allem von keiner Gefahr überrumpelt wird. Selbstverständlich ist diese Antwort des Körpers auf die laute, grelle, aufregende Umwelt umso heftiger und andauernder, je ängstlicher und empfindsamer wir Gefahren wittern, je weniger es uns gelingt, auch einmal in absoluter Ruhe völlig zu entspannen und innerlich ganz still zu werden.

Permanente Lärmbelästigung kann bis zum Herzinfarkt führen

Bluthochdruck geht ohne Zweifel auch vom Kopf aus. Was wir zur Bewältigung dieser falschen Antwort brauchten, das wäre eine »Abhärtung« für Geist und Seele, um eine bessere Anpassung an unsere moderne Welt zu erreichen. Wenn wir unser heutiges Leben beispielsweise mit dem unserer Großeltern verglei-

Bluthochdruck geht auch vom Kopf aus

chen, dann ist unübersehbar, dass wir nicht nur länger, sondern auch wesentlich schneller leben. Und dieses Leben ist randvoll angefüllt mit ständig neuem Erleben. Um nur ein paar wenige Beispiele zu nennen: Musik gab es für unsere Großeltern an besonderen Festtagen, alles in allem vielleicht an zehn Tagen im Jahr. Wir lassen uns heute nicht nur pausenlos von Radio und Fernsehen, Schallplatten und Tonbändern berieseln – wir setzen uns auch einer Musik mit aufpeitschenden Rhythmen und ohrenbetäubendem Lärm aus, lassen diesen über Kopfhörer direkt in unsere Ohren dröhnen. Wenn unser Arbeitstag zu Ende ist, finden wir nicht zur Ruhe, sondern wir beginnen vor dem Fernsehgerät ein zweites, ein Pseudo-Leben, in dem wir an echten und erfundenen Schicksalen teilnehmen, mitleiden, uns aufregen. In den 16, 17 Stunden, die wir täglich wach sind, erleben wir so mindestens das Drei- oder Vierfache eines früheren Lebens, ohne dass der Körper dazu käme – das ist wohl ganz entscheidend –, zur gesunden körperlichen Ermüdung zu finden. Wir sind erschlagen von dem, was auf uns eingestürmt ist – und haben körperlich fast nichts geleistet, sodass sich auch kein gesunder Schlaf einstellen kann. Denn jetzt, im Schlaf, haben Seele und Geist unendlich viel zu verarbeiten und zu bewältigen, sodass die eigentlichen Tiefschlafphasen kürzer und die Traumphasen immer länger werden müssen.

Früher lebten die Menschen ruhiger

Wer seinen zu hohen Blutdruck auf natürliche Weise reduzieren will, der muss nicht nur seinen Körper, sondern auch seine Seele entlasten. Er muss im wahrsten Sinne des Wortes abschalten, das Trommelfeuer auf seine Sinne einschränken – und zugleich lernen, auf Konflikte und Schwierigkeiten mit einer gewissen Gelassenheit zu reagieren.

Öfter mal abschalten

Ein Abend vor dem Fernseher ist Stress pur für unseren Körper

Hier nur ein paar Anmerkungen zum ausgedehnten Fernsehabend: Er ist für den Körper – ganz abgesehen von Aufregungen und Stress während des Krimis oder während eines Fußballspiels – sehr viel anstrengender, als allgemein angenommen wird. Man kann das exakt nachmessen: Allein beim bewegungslosen Sitzen – ohne eingeschalteten Fernseher – werden Puls und Atmung schneller, die Hautfeuchtigkeit steigt bis zu zehn Prozent an. Das heißt: Der Körper findet nicht zur Ruhe, sondern er wird in eine neue Hektik getrieben. Er heizt sich grundlos ein und muss bald darauf zur Kühlung übergehen. Beides ist unsinnig – aber anstrengend. Sitzt man in Kunststoffmöbeln, wird diese Anstrengung noch deutlich erhöht.

Und weil man sich dann rasch unwohl fühlt, fängt man an, etwas zu trinken oder zu essen, was zu später Stunde ebenfalls der Gesundheit nicht bekommt. Wenn wir es schaffen könnten, wenigstens an einem Abend der Woche das Fernsehgerät nach den Nachrichten auszuschalten, um ein paar Schritte an der frischen Luft zurückzulegen, wäre schon sehr viel erreicht.

Für die Entstehung der Arteriosklerose ist der Bluthochdruck zweifellos der schlimmste Risikofaktor. Der

Je größer der Druck in den Arterien, desto höher ihr Verschleiß

Grund dafür ist leicht einzusehen: Je größer der Druck ist, mit dem das Blut durch die Gefäße schießt, desto höher ist der Verschleiß – und zwar auf beiden Seiten, an den Gefäßwänden wie auch an den Blutkörperchen. Manches spricht dafür, dass in vielen Fällen der Arteriosklerose eine Verletzung der Gefäßinnenwand vorausgegangen ist. Besonders gefährdet sind nämlich jene Stellen des Kreislaufs, an denen das Blut einer Biegung oder Abzweigung wegen direkt aufprallt, die durch einen Druck von außen oder durch Muskelkon-

96

traktionen zu einem Engpass werden oder an denen sich im Blutstrom Wirbel und Sogwirkungen entfalten können. In Gefäßkurven beispielsweise nagt der Blutstrom dort, wo er aufprallt, wie ein Fluss am Flussbett, also im großen äußeren Bogen. Dort wird das Gewebe zerstört, es entzündet sich, und es kann nach und nach sogar vernarben. Auf den Narben setzen sich aber mit Vorliebe Ablagerungen an. An der gegenüberliegenden Seite des Gefäßes, im engen inneren Bogen, entsteht gleichzeitig – wiederum ebenso wie in einem Flussbett – eine tote Zone. Dort kommt das Blut zum Stehen, oder es dreht sich langsam im Kreis, ohne vom Strom noch mitgezogen zu werden. Solch »altes« Blut gerinnt schneller und setzt sich nach und nach an den Wänden ab. Die Arteriosklerose wächst also in der Kurve von beiden Seiten. Sind aber erste Ablagerungen und Narben entstanden, beschleunigt sich der Prozess, weil nun an diesen Stellen das Endothel (Innenauskleidung der Gefäße) seine positive Schutzwirkung verloren hat, Blutkörperchen und Blutplättchen verletzt werden und immer zahlreicher haften bleiben. Mit ihnen natürlich auch Fett- und Kalkstoffe des Blutes. Es bedarf wohl keiner zusätzlichen Erklärung, dass ein solcher Prozess umso eher einsetzt und sich umso rascher entfaltet, je höher der Blutdruck ist.

Gefäßkurven sind besonders Arteriosklerose-gefährdet

Zu hoher Blutdruck, der automatisch mit fortschreitender Arteriosklerose noch ansteigt, ist dann aber das eigentliche Risiko für den Herzinfarkt, fast mehr noch für den Schlaganfall: Wenn die Gefäße starr und eng geworden sind, wächst die Gefahr, dass eines von ihnen, vor allem ein Gefäß im Kopf, unter dem erhöhten Druck bricht. Dann ergießt sich das Blut in das Gehirn, während Gehirnpartien zumindest für eine

Starre, verengte Gefäße können brechen: Schlaganfall

gewisse Zeit nicht mehr versorgt werden. Die unversorgten Gehirnzellen sterben ab. Je nachdem, welche Gehirnpartie betroffen ist und wie groß und wichtig die gebrochene Arterie ist, können sich kaum merkbare Behinderungen oder auch schwerste Lähmungserscheinungen einstellen. Manch einer hat morgens Schwierigkeiten, Sätze richtig zu formulieren. Irgendwie beherrscht er die Muskeln von Mund und Lippen nicht richtig. Andere beobachten vielleicht, dass ihr Partner ein Auge halb geschlossen hat. In solchen Fällen haben die Betroffenen nachts, wie der Volksmund sagt, ein »Schlägelchen« erlitten. Dabei handelt es sich um einen leichten Schlaganfall, der durch Verschluss eines Blutgefäßes oder durch eine Blutung in das Hirngewebe entstanden ist. Meistens sind solche kleineren Auswirkungen schon nach wenigen Stunden behoben, weil andere Gehirnzellen die Arbeit der zugrunde gegangenen übernehmen. In jedem Fall aber sollte man solche Hinweise sehr ernst nehmen und einsehen, dass eine Arteriosklerose bestehen kann, die schnell bedrohlich werden kann.

In ähnlicher Weise gibt es den so genannten »stummen« Herzinfarkt, den der Arzt meistens erst hinterher bei einer Untersuchung zufällig entdeckt: Ein kleiner Muskel ist infolge eines Gefäßverschlusses abgestorben. Man hat die Schmerzen nicht gespürt (stummer Infarkt), manchmal aber auch nur nicht ernst genommen. Der Körper hat die abgestorbenen Muskeln ersetzt, ohne Schonung zu erzwingen. Solch ein stummer Herzinfarkt ist besonders häufig bei Patienten mit Diabetes, die eine gestörte Schmerzwahrnehmung haben.

Bekanntlich sterben am Infarkt die meisten Menschen, noch bevor sie ins Krankenhaus eingeliefert werden

Nehmen sie Warnzeichen für einen Schlaganfall ernst!

Herzinfarkte können auch »stumm« verlaufen

98

konnten. Häufig finden sich Herzrhythmusstörungen. Aber auch die Panik, besonders unter starken Schmerzen, spielt eine sehr große Rolle. Gelänge es uns, Herzinfarktpatienten den Schmerz und die Angst zu nehmen – durch gutes Zureden, aber auch Medikamente –, dann könnten wir sicherlich wenigstens zwei Drittel von ihnen retten.

Schmerz und Angst verschlimmern den Herzinfarkt

Dazu noch einige Zahlen, die vielleicht auch jene nachdenklich stimmen können, die eine Behandlung ihres zu hohen Blutdrucks für überflüssig halten: Das Risiko eines Hirninfarkts oder Schlaganfalls steigt bei Hypertonie auf das Siebenfache! Fast die Hälfte aller Hochdruckkranken sterben an einer Herzschwäche, etwa 15 Prozent an einem Herzinfarkt und etwa 15 Prozent am Hirnschlag.

Das Risiko steigt mit erhöhtem Blutdruck enorm an. Im gleichen Tempo sinkt die Lebenserwartung. Eine Statistik weist aus, dass Patienten mit schwerer Hypertonie bestenfalls noch drei Jahre zu leben haben, falls der zu hohe Blutdruck nicht gesenkt wird. Bei guter Therapie lebt nach acht Jahren immerhin noch fast die Hälfte der Hypertoniker.

Je höher der Blutdruck, desto geringer die Lebenserwartung

Wir sollten dahin kommen, dass jede Familie ein Blutdruckmessgerät besitzt und es als Kontrollgerät einsetzt.

Risikofaktor: Zu hohe Blutfettwerte

Auf kaum einem anderen Gebiet der medizinischen Forschung und Information hat es jemals so viele irreführende Aussagen, Widersprüche und damit Verwirrungen gegeben wie im Hinblick auf die Blutfette als Risikofaktor für die Arteriosklerose. Da haben Wissenschaftler zunächst vor allen tierischen Fetten gewarnt und die Leute aufgerufen, sich der Margarine zuzuwenden, statt der tierischen Fette also pflanzliche Fette und Öle zu verwenden. Vor allem die Butter war in den Verdacht geraten, besonders viel Cholesterin zu enthalten. Und das Cholesterin gehört ganz offensichtlich zu den wichtigsten Bestandteilen in Gefäßablagerungen. Es ist auch fast immer Grundsubstanz von Gallensteinen. Daher sein Name (aus griech. *chole* = »Galle« und *stereos* = »fest«).

Butter erhöht das Arteriosklerose-risiko nicht

Dann wurde die berühmte Framingham-Studie bekannt: In der US-Kleinstadt in Massachusetts verzichteten 100 Einwohner ab den 50er-Jahren unter strengster ärztlicher Kontrolle vollständig auf Butter. Andere benutzten als »Kontrollgruppe« fast ausschließlich Butter. Beobachtet wurden vor allem Männer ab dem 30. Lebensjahr, also eine besonders gefährdete Gruppe. Ergebnis: Zwischen den Männern, die auf Butter verzichteten, und jenen, die Butter verspeisten, gab es nicht den geringsten Unterschied im Hinblick auf Arteriosklerose. Bald darauf erinnerte man sich daran, dass

Die Eskimos sind herzgesund, obwohl sie tierische Fette zu sich nehmen

die Eskimos nur tierische Fette zur Verfügung haben. Eigentlich müsste bei ihnen die Arteriosklerose besonders häufig anzutreffen sein. Weit gefehlt. Am Polarkreis ist diese Herz-Kreislauf-Störung praktisch unbekannt. Irgendetwas konnte an der Verteufelung des Cholesterins nicht stimmen.

Bekanntlich spricht der Volksmund nicht von der Adern-»Verfettung«, sondern von der Adern-»Verkalkung«. Und wie immer hat er auch damit keineswegs ganz Unrecht. Die sklerotischen Veränderungen kommen nicht alleine durch Fettablagerungen zustande, sondern die harten, starren Beläge in den Blutgefäßen haben starke Ähnlichkeiten mit Kalkablagerungen in

Wasserrohren. Und tatsächlich ist der Kalk stark mit-beteiligt.

Betrachten wir zunächst einmal die Rolle der Blutfette. Die Internationale Gesellschaft und Föderation für Kardiologie veröffentlichte 1980 folgende Feststellung: »Es liegen nunmehr überzeugende Beweise dafür vor, dass eine erhöhte Cholesterinkonzentration im Blut einer der ursächlichen Faktoren der Arteriosklerose und ihrer Komplikationen, im Besonderen der Herzgefäßkrankheit, ist. Bei einem Blutcholesteringehalt zwischen 160 und 180 Milligramm pro Deziliter ist das Risiko einer koronaren Herzkrankheit minimal. Diese Konzentration ist für Erwachsene optimal. Mit der Normalisierung erhöhter Cholesterinwerte und krankhafter Fett-Eiweiß-Komplexe im Blut werden das Fortschreiten der Arteriosklerose gehemmt und die Rückbildung einer bestehenden Arterienerkrankung unterstützt.« Das ist er also, der gefürchtete Begriff Cholesterin.

Cholesterin: der gefürchtete Begriff

Die obige Feststellung ist sicherlich richtig – und doch ist es nicht so, dass ein erhöhter Blutfettspiegel »automatisch« zur Arteriosklerose führen müsste. Das Cholesterin ist nämlich keineswegs ein überflüssiger Schadstoff, den man dem Körper unbedingt ersparen müsste, sondern ein lebenswichtiger Baustein, den jede einzelne Körperzelle unbedingt braucht. Auch bei der Produktion von Hormonen kann der Körper auf Cholesterin nicht verzichten. Unsere Leber und auch der Darm stellen nicht eben kleine Mengen davon her – unter Umständen sehr viel mehr, als wir überhaupt mit Butter und Eiern verzehren können.

Keine Körperzelle kommt ohne Cholesterin aus

Umgekehrt gilt heute als wissenschaftlich gesichert, dass bei sehr niedrigem Cholesterinspiegel eine Arteriosklerose kaum bedrohliche Formen annimmt – oder erst gar nicht zustande kommt, wenn nicht andere Risikofaktoren wie beispielsweise ein erhöhter Homocysteinspiegel hinzukommen. Was soll man von diesem unheimlichen Blutfett nun tatsächlich halten?

Lassen Sie mich dazu wieder einen typischen Fall aus meiner Praxis erzählen:

Herr Karl L. aus der Nähe von Karlsruhe, ein Handwerksmeister der guten alten Schule, steht von Viertel vor sechs Uhr bis gegen elf Uhr nachts Tag für Tag in seinem Betrieb, in dem über 50 Mitarbeiter beschäftigt sind. Als er die Firma nach dem Krieg von seinem Vater übernahm, war sie noch ein Drei-Mann-Betrieb. Zehn Jahre lang hat sich Meister L. nach der Arbeit fortgebildet, um mit den Entwicklungen in der Branche Schritt halten zu können. Heute noch geht er in jeder Stunde einmal mit fliegendem Arbeitsmantel durch die Montagehallen. Die Treppen nimmt er im Schnellgang, drei Stufen auf einmal. Die Zeitung liest er noch ohne Brille. Und das mit mehr als 60 Jahren. Herr Karl L. raucht nicht, er trinkt nicht. Doch er neigt zu Übergewicht. Wenn er nicht aufpasst, schnellt sein Gewicht trotz des hohen Lebenstempos in die Höhe von 102 Kilogramm. Und dann sind auch seine Blutfettwerte in schwindelnder Höhe. Die Gefahr, die damit verbunden ist, kennt der Unternehmer: Vater und Mutter starben an Herzleiden. Der Bruder hat schon zwei Herzinfarkte hinter sich. Die Schwester, zwei Jahre jünger als er, starb den Herztod.

Stark erhöhte Blutfettwerte leisten Herzerkrankungen Vorschub

Schon mit etwa 40 Jahren hat er begonnen, etwas für seine Gesundheit zu tun. »Ich will ein junger Alter werden«, sagte er – und begann, in jedem Jahr eine Heilfasten-Therapie durchzuführen. Seit 1983 kommt Herr L. mit seiner ganzen Familie, mit Frau, Tochter und Sohn, zu uns in die Schwarzwald Privatklinik Obertal.

Seitdem lebt er mit praktisch normalen Blutfettwerten. Er ist fest davon überzeugt, dass ihn das bisher vor einem Herzinfarkt gerettet hat. Und damit hat er sicherlich nicht ganz Unrecht. Erfreulicher »Nebeneffekt« der Kombination Heilfasten + Immuntherapie mit Thymosand®-Peptiden und Organ-aktivierenden Sanotropika ist die nahezu völlige Beseitigung einer schweren Migräne, die ihn über Jahrzehnte mitunter heftig geplagt hatte. Früher konnte Herr L. oft wochenlang nur mithilfe starker Tabletten und Zäpfchen seinen Arbeitstag durchstehen. Und manchmal drückten ihn die heftigen Schmerzen in der rechten Gesichtshälfte so sehr nieder, dass er laut stöhnte: »Ich schieß mir noch eine Kugel in den Kopf!«

Das ist vorbei. Man kann ohne Übertreibung festhalten: Herr Karl L. ist mit mehr als 60 Jahren vitaler, als er es mit 40 gewesen war. Er ist ein Muster an Verantwortungsbewusstsein seiner Gesundheit gegenüber. Ein Beispiel dafür, dass man auch größte Risiken in erträglichen und ungefährlichen Grenzen halten kann. Herr Karl L. steht seit Jahrzehnten unter dem Konflikt, den so viele Menschen heute kennen: Niemand hätte ihn je veranlassen können, beruflich kürzer zu treten, seinen Betrieb, den er so großartig aufgebaut hatte, auch nur für eine gewisse Zeit sich selbst zu überlassen. Er versteht sich als Vater seines Unternehmens und fühlt sich für alle Mitarbeiter verantwortlich. Und er kann letztlich auch nur glücklich sein, wenn er überall dabei ist und sieht, dass jeder auf seinem Posten steht. Was ihm die Firma bedeutet, ist für einen anderen die Familie, sind die Kinder, sind Hobby oder Vereinsleben, Forschung oder literarisches Schaffen. Und man muss gleich hinzufügen: Wie arm wäre unser Leben ohne diesen begeisterten Einsatz weit über die

Mit 60 Jahren vitaler als mit 40

Auch, wer beruflich eingespannt ist, kann seine Risikofaktoren in Grenzen halten

Pflicht hinaus! Alles wahrhaft Große – ist es letztlich nicht in dieser bewundernswerten Maßlosigkeit geschaffen worden?

Dauerstress macht alt und krank

Nur: Gesund kann dieser Überstress selbstverständlich nicht sein. Im Gegenteil. Er macht krank und alt. Unser Unternehmer hat die Auswirkungen am Schicksal seiner eigenen Familie erlebt – und das einzig Richtige und Mögliche getan: Er hat die Folgen seines übermäßigen Lebenseinsatzes regelmäßig abgeschöpft. Er tat das eben noch rechtzeitig, schon mit etwa 40 Jahren beginnend – und im notwendigen, kurzfristigen Intervall von etwa zwölf Monaten. Seine Gesundheit ist ihm viel wert.

Nicht nur übermäßiges Essen wirkt sich auf den Fettstoffwechsel aus

Wenn man so unter ständigem Volldampf lebt, wie das bei unserem Unternehmer seit bald 45 Jahren der Fall ist, steigt das Risiko einer Entgleisung des Fettstoffwechsels – auch dann, wenn man nicht allzu üppig speist. Ich zögere, hier von Stress zu sprechen. Denn Stress im eigentlichen Sinn hat immer etwas Plötzliches an sich und ist immer mit Angst, vielleicht sogar Panik verbunden. Herr L. ist kein ängstlicher Mensch. Gewiss hat auch er Sorgen genug um den Absatz seiner Produkte, um neue Aufträge, Sorgen mit Arbeitskräften, Steuern, Investitionen und dergleichen mehr. Doch Stress ist das noch nicht. Dafür ist der Unternehmer viel zu selbstsicher und besitzt ein viel zu starkes Gottvertrauen.

Doch der Mechanismus, der sich in seinem Körper abspielt, sobald er morgens die Augen aufgeschlagen hat, unterscheidet sich nur unwesentlich von Stresssituationen. Die große Entschlossenheit und Bereitschaft: Heute stehe ich meinen Mann. Ich werde dieses Projekt starten und jenes zu Ende bringen! – dieser »gedankliche Startschuss« kommt einem wirklichen

Startschuss gleich. Sekundenschnell macht der Körper mobil, als stünde er unmittelbar vor einem 100-Meter-Lauf. Er schickt Zucker und Fette in das Blut, damit die Muskeln zur optimalen Leistung fähig werden, er beschleunigt den Herzschlag, damit diese Betriebsstoffe zügig zu den Muskeln transportiert werden. Auch Atmung und eine Reihe anderer Funktionen beschleunigen das Tempo. Unser Unternehmer spurtet auch hinüber in seine Firma. Und er eilt, wie gehört, in jeder Stunde einmal durch den ganzen Betrieb. Vermutlich tut er das nicht nur aus Sorge, es könnte irgendwo etwas schief gehen, sondern getrieben von der inneren Unruhe, die nach körperlicher Betätigung geradezu schreit. Die kurzen Spurts allerdings heizen das körperliche Geschehen eher noch an. Zur Verbrennung der freigesetzten Stoffe im Blut kann der Weg durch den Betrieb nicht ausreichen.

In dieser Situation muss der Körper, ähnlich wie im Augenblick des echten Stressgeschehens, die nicht benötigten Stoffe wieder aus dem Blut herausnehmen, weil von den entsprechenden Zentren im Gehirn gemeldet wird: Zu viel Zucker, zu viel Fette im Blut! Der Zucker wird durch Insulin weggeschafft, solange die Inselzellen unserer Bauchspeicheldrüse noch in der Lage sind, den ständig erhöhten Insulinbedarf zu decken.

Nicht benötigte Stoffe muss der Körper dem Blut wieder entnehmen

Bei den Fetten ist das Ausfiltern aus dem Blut komplizierter. Selbstverständlich schwanken unsere Blutfettwerte ständig. Wenn wir gut, vor allem fettreich gespeist haben, ist unser Blut mit Fetten geradezu überschwemmt. Es dauert Stunden, bis diese Fette wieder aus dem Blut verschwunden sind. Wo sind sie geblieben? Wie kann das Blut überhaupt Fette aufnehmen? Sie sind ja nicht wasserlöslich. Tatsächlich wer-

Unsere Blutfett-werte schwanken ständig

den die Fette im Blutserum nicht wirklich aufgelöst. Man könnte das mit der Milch vergleichen. Sie enthält ja auch winzigste Fetttröpfchen. Im Blut bindet sich das Fett an Eiweißstoffe und bildet mit ihnen zusammen die so genannten Lipoproteine. Das fetthaltige Blutserum wird entsprechend trüb, milchig, während ein fettarmes Serum hell und klar aussieht. Diese Lipoproteine können nun, je nach Beschaffenheit, größer oder kleiner sein. Dabei gibt es, vereinfacht dargestellt, vor allem zwei unterschiedliche Lipoproteine, die so genannten HDL (High-Density-Lipoproteine). Sie sind die kleinsten Fett-Eiweiß-Verbindungen, und man könnte sie als die guten Komponenten, ja direkt als Adernputzmittel bezeichnen, weil sie den Abtransport des Cholesterins aus den Zellen und aus den Gefäßwänden besorgen. Man hat beobachtet, dass ein zu hoher Cholesterinspiegel unbedenklich ist und keine bösen Folgen hinterlässt, solange der Anteil an HDL groß genug ist. Maßstab dafür ist der so genannte LDL-/HDL-Quotient. Er ergibt sich, indem der Wert für das LDL durch den HDL-Cholesterin-Wert geteilt wird. Dieser »Risiko-Quotient« sollte unter 3 liegen. Ein Mensch mit einem LDL-Cholesterin-Spiegel von 185 mg/dl ist, beispielsweise, mit einem HDL von 65 mg/dl auf der sicheren Seite, denn der Quotient beträgt dann 2,85; bei demselben LDL-Cholesterin und einem HDL von nur 29 mg/dl ist der Quotient mit 6,37 viel zu hoch. Übrigens: Der Anteil von HDL im Blut kann durch mehr körperliche Aktivität erhöht werden.

Das zweite Lipoprotein ist das LDL (Low-Density-Lipoproteine). Es ist die »schlechte«, aggressive Form der Fett-Eiweiß-Verbindungen im Blut. LDL, so könnte man es ausdrücken, mobilisiert die Blutfette und bringt sie zu den Körpergeweben. Je höher der LDL-Anteil der

HDL putzt die Adern durch

Auf das Verhältnis zwischen HDL und LDL kommt es an

Blutfette ist, desto größer ist das Risiko einer entstehenden oder sich verschlimmernden Arteriosklerose. Und dennoch: LDL als solches ist kaum eine Bedrohung. Zu einer großen Gefahr für die Gesundheit wird es erst, wenn es durch freie Radikale oxidiert worden ist. Vom oxidierten LDL dringt viel mehr als gewöhnlich in die so genannten Fresszellen in der Innenschicht der Blutgefäße ein, diese verändern sich daraufhin zu so genannten Schaumzellen – und das ist ein ganz wichtiger Schritt auf dem Wege zu einer Arteriosklerose. Ein hoher LDL-Spiegel des Blutes sollte deshalb stets Anlass sein, regelmäßig mehr Antioxidanzien als Schutzfaktoren gegen eine vermehrte Oxidation einzunehmen – vor allem die Vitamine C und E (die mit den Präparaten Antioxirell® Plus bzw. Ascorell® und Tocorell® rezeptfrei in allen Apotheken erhältlich sind).

LDL wird erst gefährlich, wenn freie Radikale es oxidieren

Ein hoher HDL-Wert ist unter anderem eine Erklärung dafür, warum Eskimos keine Arteriosklerose bekommen. Sie nehmen nämlich mit den häufigen Fischmahlzeiten reichlich Eicosapentaensäure und Docosahexaensäure zu sich und diese fördern einen gesunden Cholesterinspiegel. Ihr Gefäßreinigungssystem funktioniert! Bei Rauchern dagegen ist es offensichtlich deutlich gestört. Sie haben stark herabgesetzte HDL-Werte und ebenso deutlich überhöhte LDL-Werte, wobei das LDL auch noch vermehrt oxidiert ist und damit noch schädlicher für die Gefäße ist. Der Cholesterin-»Transport« zu den Zellen funktioniert bestens, das »Wegräumen« der überflüssigen Blutfette dagegen, womit die Gefäßwände geschützt werden könnten, klappt nicht mehr.

Raucher haben zu viel LDL und zu wenig HDL im Blut

Setzt man solche Einsichten auf unseren Fall Karl L. um, dann wird die Situation klar: Unser Unternehmer hat hohe LDL-Werte und zu niedrige HDL-Werte. Wenn er sich morgens auf den Arbeitstag vorbereitet, wird sein Blut perfekt »aufgerüstet«, also mit Zucker und Fetten versehen. Doch diese Mobilisierung ist zu viel des Guten. Wenn er abends nach Hause geht, hungrig, aber eigentlich zu spät, um noch etwas zu essen, ist sein Blut noch immer mit Fetten überschwemmt. Sie sind weder bei körperlicher Tätigkeit »verbrannt« worden, noch besitzt sein Blut ausreichend HDL – Blutfett-Abtransportmittel. Was kann der Körper tun? Im Blut können die Fette nicht bleiben, sie müssen irgendwie herausgenommen werden.

Nicht aus dem Blut gefiltertes Cholesterin lagert sich in den Arterienwänden ab

In dieser Situation entsteht Arteriosklerose: Die Fette, vor allem das Cholesterin, setzen sich wie der Rahm der Milch an den Rändern an. Sie dringen in die Gefäßwände ein. Dort brechen die Lipoproteine wieder auseinander in Eiweißstoffe und Fette. Die Cholesterine bleiben dabei nicht weich wie Butter, sondern nehmen die Formen von Kristallen und Nadeln an, die regelrecht in die Wände eingebaut werden und dort mit der Zeit wie ein Stahlpanzer wirken. Kein Zweifel: Je mehr Fette, vor allem Cholesterine, durch die Nahrung ins Blut gegeben werden – und je massiver sie in stressähnlichen Zuständen immer wieder dorthin zurückgeschüttet werden –, desto mehr wächst die Gefahr einer Arteriosklerose. Da unser heutiges Leben kaum mehr eine Chance bietet, solchen stressähnlichen Situationen auszuweichen – wie gesehen, wäre es auch weder gesund noch lobenswert, wollte man versuchen, völlig ohne Stress und Einsatz zu leben –, kann man den Organismus von der enormen Last der mobilisierten Blutfette nur befreien, indem man sich abends tüchtig sportlich betätigt, damit auf diese natürliche Weise die Blutfette in Energie umgewandelt werden. Abends deshalb, weil dann mit dem Sport nicht nur der Kreislauf in Schwung gebracht wird, sondern die Stressfolgen abgebaut werden. Man könnte deshalb den Abendsport geradezu als Blut-Befreiungsaktion bezeichnen. Dabei sollte man aber keine »statischen« Sportarten wie etwa »isometrische Übungen« – Gewichtheben, Liegestützen, Kniebeugen u. Ä. – machen, weil sie den Blutdruck in die Höhe schnellen lassen. Auch die kurzfristig dynamischen Sportarten wie ein kurzer Spurt oder ein Tischtennisspiel mit seinen jähen Bewegungen sind eher riskant als hilfreich. Besser ist ein lockerer Spaziergang, der allerdings wenigstens eine Stunde dauern sollte. Gefragt sind Ausdauer-Sportarten, die einen lebhaften Wechsel in Anspannung und Entspannung möglichst vieler Muskelpartien fordern und etwas außer Atem bringen: lebhaftes Gehen oder Laufen über eine gewisse Zeit, Radfahren, Rudern, Schwimmen. Man beginnt mit leichten Anstrengungen und versucht, sowohl Tempo als auch Ausdauer langsam zu steigern. Wissenschaftliche Untersuchungen zeigen eindeutig, dass schon bei einem täglichen Lauf von rund zwei Kilometern das LDL herabgesetzt wird und das HDL ansteigt. Genau auf dieses Durchhalten, also die regelmäßige sportliche Betätigung wenigstens drei, vier Mal in der Woche, kommt es aber an.

Hand in Hand mit dem Abendsport muss aber eine Umstellung auf eine Ernährung gehen, die in erster Linie nicht zu viele Kalorien enthält sowie deutlich weniger Fett, als es allgemein üblich ist. Besonders fettreiche Würste mit über 50 Prozent gesättigten Fetten und viel cholesterinreiche Nahrungsmittel, vor allem Eigelb und Butter, sollten nicht im Übermaß

Körperliche Bewegung am Abend befreit das Blut vom Zuviel an Cholesterin

Ausdauersport lässt das HDL ansteigen, das LDL sinken

gegessen werden; stattdessen sind eher pflanzliche Fette und Öle zu verwenden.

Risikofaktor: Zu hoher Blutzucker

Bei Stress wird Zucker ins Blut ausgeschüttet

Der zweite »Kraftstoff«, der bei stressähnlichen Anspannungen ins Blut geschüttet wird, ist der Zucker. Auch für ihn besitzt unser Körper im Insulin ein »Transportmittel«, das dafür sorgt, dass der Zucker zu den Andock-Stationen (Rezeptoren) gelangt und damit in die Muskelzellen. Insulin ermöglicht auch Glykogen, eine Speicherform des Zuckers in der Leber, für den Augenblick größerer Leistungen vorrätig zu halten. Vom Insulin hängt also der Blutzuckerspiegel ab. Wenn die Inselzellen der Bauchspeicheldrüse nicht ausreichend Insulin liefern können, steigt der Zuckergehalt des Blutes an – die Nieren scheiden dann vermehrt Zucker mit dem Harn aus, doch können sie eine Erhöhung des Blutzuckerspiegels nicht ausgleichen.

Die Dunkelziffer bei Diabetes ist enorm

Diabetes mellitus ist heute in hoch industrialisierten Ländern weit verbreitet. Man schätzt, dass es in der Bundesrepublik Deutschland weit über vier Millionen Diabetiker gibt. Ihre Anzahl steigt ständig. Vermutlich ist die Dunkelziffer noch einmal ebenso hoch, sodass wir – ähnlich wie beim Bluthochdruck – befürchten müssen: Die meisten Diabetiker wissen überhaupt nicht, mit welch enormem Risiko sie leben. Denn selbst jene, die sich selbst täglich Insulin spritzen, sind nur allzu oft nicht richtig geschult, sodass sie pausenlos ihre Lebensgewohnheiten verändern und dadurch der Blutzucker nicht richtig einzustellen ist. Oder sie halten sich nicht an die gebotenen Speisevorschriften, die für insulinpflichtige Diabetiker eingehalten werden sollten. Die Folgen sind entsprechend schlimm: Über zwei Drittel aller Diabetiker sterben an Herz-Kreislauf-Erkrankungen, mehr als die Hälfte stirbt an Erkrankungen und Entartungen der Herzkranzgefäße. Das Risiko eines vorzeitigen Todes erhöht sich bei Männern auf das 2,4fache, bei Frauen sogar auf das 3,4fache. Diese Zahlen sind deshalb so bedrückend, weil es doch heute kein Problem ist, Diabetes festzustellen, und selbst ein Totalausfall des Insulins künstlich korrigiert werden kann. Eigentlich dürfte es überhaupt keine Folgen einer Zuckerkrankheit mehr geben. Für den noch nicht insulinpflichtigen Diabetiker gelten nur die Ratschläge für eine allgemein gesunde Kost. Eine spezielle Diät ist nicht erforderlich. Mehr erfahren Sie durch das Handbuch für den Diabetiker von Dr. Irmgard Niestroj: *So gut wie gesund,* erschienen im Herbig Verlag.

Diabetiker sind in besonderem Maße Herz-Kreislauf-gefährdet

Ein typisches Beispiel zeigt, warum die ärztlichen Bemühungen, die Folgen auszuschalten, oft so wenig Erfolg haben:

Frau Gerlinde Sch., 39 Jahre alt, Ehefrau eines Industriellen, kam zu uns in die Schwarzwald Privatklinik Obertal, weil sie sich »rundum unwohl« und erschöpft fühlte. »Ich bringe an manchen Tagen kaum mehr einen Fuß vor den anderen«, klagte sie. »Schon morgens, wenn ich aufstehe, fühle ich mich zerschlagen. Nach zwei, höchstens drei Stunden könnte ich mich wieder ins Bett legen, so müde bin ich. Seit einiger Zeit juckt meine Haut, dass ich mich blutig kratzen könnte.« Meiner Frage: »Wann haben Sie denn zum letzten Mal einen Zuckertest gemacht?« wich sie verlegen aus. »Woher sollte ich plötzlich Zucker haben? Ich gehöre nicht zu den Frauen, die ständig Torten ver-

Diabetes-Anzeichen: Erschöpfung und Juckreiz

111

speisen. Mein Körpergewicht ist völlig normal. In letzter Zeit habe ich sogar abgenommen.«

Im Verlauf des Gesprächs stellte sich dann heraus, dass Frau Sch. ziemlich genau wusste, was ihr fehlte. Doch die Angst, sich nun Tag für Tag eine Spritze geben und beim Essen auf alle Köstlichkeiten verzichten zu müssen, war so groß, dass sie die Augen vor den Tatsachen verschloss. Als ich sie fragte: »Wissen Sie eigentlich, dass Sie Ihre Jugend wegwerfen und eine lebensbedrohende Arteriosklerose riskieren?«, fuhr ihr der Schreck in die Glieder. Ihre Blutzuckerwerte waren mit 200 Milligramm pro Deziliter tatsächlich bedenklich hoch.

Frau Sch. wusste genau, was ihr fehlte

Diese Patientin ist einem weit verbreiteten Irrtum verfallen. Sie glaubte: Zuckerkrankheit hänge einzig und allein mit einem vermehrten Zuckergenuss zusammen. Es ist zwar richtig, dass heute zwei von drei Menschen über 45 übergewichtig sind. Und es stimmt auch, dass viele Dicke im Laufe der Zeit zu Diabetikern werden. Die Folgen sind unübersehbar: Jeder zweite Diabetiker über 60 leidet an gefährlicher Arteriosklerose – ganz einfach, weil das Verhältnis von Nahrungsbedarf und Nahrungsaufnahme nicht stimmt. Die allzu üppige und weithin falsche Ernährungsweise spielt bei der Entwicklung des Altersdiabetes eine ganz gewichtige Rolle. In schlechten Zeiten gab es die Krankheit kaum.

Altersdiabetes ist eine Wohlstands-Krankheit

Doch das Übergewicht ist nicht der einzige Hintergrund der Zuckerkrankheit. Sehr häufig, vielleicht sogar fast immer, ist an der Erschöpfung der Inselzellen entweder eine Infektion der Bauchspeicheldrüse mitbeteiligt – oder die gnadenlose hektische Lebensweise, die pausenlos Insulin abfordert, weil der Organismus von einer Aufregung in die andere gestürzt wird.

Jede stressähnliche Situation – und wäre es nur die Einbildung einer Gefahr, eine unklare Angst oder übertriebener Ehrgeiz – führt geradezu automatisch zu einer Zuckerausschüttung ins Blut. Bleibt die Muskelbetätigung aus, die den Zucker verbrennen und somit einen Normalpegel von 100 auf natürliche Weise wiederherstellen könnte, muss der Organismus Insulin ins Blut geben, damit der Zucker wieder weggeschafft und in der Leber gespeichert wird. Beim nächsten Stress wiederholt sich das Spiel. Liefern die Inselzellen in der pausenlosen Forderung aber auch nur ein klein wenig zu viel Insulin, entsteht rasch Unterzucker. Dann meldet sich das Hungerzentrum, das nicht den leeren Magen, sondern den Zuckerspiegel registriert, und der Körper gibt das Signal Hunger. Wird daraufhin gegessen oder getrunken, müssen die Inselzellen, obwohl ein Überfluss an Zucker gegeben ist, erneut Insulin bereitstellen.

Stress überfordert auf Dauer die Insulin ausschüttenden Inselzellen der Bauchspeicheldrüse

Weil die Rezeptoren der Zellen im Körper nicht mehr so gut auf Insulin ansprechen, wird von der Bauchspeicheldrüse mehr Insulin produziert – nach und nach werden die Rezeptoren für das Insulin immer unempfindlicher und es kommt zu einer Insulinresistenz mit unzureichender Wirkung trotz hoher Spiegel. Weitere Störungen folgen bis hin zur Ausbildung des so genannten metabolischen Syndroms. Dieser Begriff umfasst mehr als nur den erhöhten Insulingehalt im Blut (Hyperinsulinämie), sondern darüber hinaus weitere Veränderungen, an denen dieser ursächlich beteiligt ist: Bluthochdruck (arterielle Hypertonie), eine Fettstoffwechselstörung (Dyslipoproteinämie mit wenig HDL, zu viel VLDL und Triglyzeriden), eine Fettleber, zu viel Harnsäure im Blut (Hyperurikämie) sowie Übergewicht vom »männlichen

Das metabolische Syndrom umfasst eine ganze Reihe von Stoffwechselstörungen

Typ«, bei dem das Fett vor allem am Bauch sitzt (androide Adipositas). Bei dieser Kombination der Faktoren ist das Risiko, an einer Arteriosklerose und deren Folgen zu erkranken, wesentlich erhöht. Das metabolische Syndrom muss deshalb unbedingt behandelt werden, und zwar in seiner Gesamtheit. Diese Basistherapie besteht aus Abbau von Übergewicht, Steigerung der körperlichen Aktivität, Einschränken von Kochsalzaufnahme und Alkoholkonsum, Umstellen der Ernährung – nicht zu viel Fleisch, keine Innereien, weniger Wurst, vor allem weniger Fett und mehr Ballaststoffe.

Richtige Ernährung und ausreichend Bewegung bringen den Stoffwechsel wieder ins Lot

Das Auspendeln des Blutzuckergehaltes wird zum Teufelskreis, der bei vielen Menschen schon um das 40. Lebensjahr zur Erschöpfung der Bauchspeicheldrüse führt: Sie ist der Sisyphusarbeit einfach nicht mehr gewachsen. Von diesem Augenblick an kann der Blutzucker nur noch durch eine Ausscheidung über die Nieren reduziert werden. Weil dazu vermehrte Harnausscheidungen nötig werden, stellt sich der Diabetiker-Durst ein. Obwohl nun zu viel Zucker im Blut ist, bekommen die Muskeln zu wenig geliefert, weil das Insulin als »Transportmittel« fehlt. Der Zucker wird aus demselben Grund auch nicht mehr ausreichend in der Leber gespeichert. Das ist der Hintergrund für die große Müdigkeit des Diabetikers.

Diabetiker haben besonders großen Durst

Das »zu dicke« Blut nun, in dem sich rasch neben den zu großen Zuckermengen auch zu viel Fette befinden, bewirkt sehr schnell erhebliche Schäden an den Blutgefäßen, aus denen sich dann beschleunigt eine Arteriosklerose entwickelt. Sie bildet sich mit Vorliebe in den Herzkranzgefäßen, aber fast ebenso häufig in den Beinen. Auch Impotenz und Frigidität können die Folgen einer solchen Arteriosklerose sein.

114

Auch einem weiteren Irrtum ist unsere Patientin zum Opfer gefallen. Diabetes ist nämlich eine Stoffwechselstörung, die man beheben kann. Drei Viertel aller Fälle eines Altersdiabetes ließen sich allein mit einer vernünftigen Ernährung regulieren, würde die Zuckerstoffwechselstörung rechtzeitig erkannt und wäre man bereit, entsprechende Maßnahmen einzuleiten. In vielen Fällen erholt sich die Bauchspeicheldrüse sogar so weit, dass bald auf die Diät wieder verzichtet werden kann. Die Angst vor der täglichen Spritze ist deshalb völlig unbegründet. Doch auch die tägliche Insulin-Injektion ist noch keine Tragödie. Wenn ein Patient richtig eingestellt ist, sodass die injizierte Insulinmenge ziemlich genau dem täglichen Bedarf entspricht, hat der Diabetiker keine bösen Folgen seiner Krankheit mehr zu befürchten. Wir konnten durch Anwendung rein natürlicher Heilmethoden immer wieder – wie im Falle der Patientin Gerlinde Sch. – die notwendigen Insulinmengen deutlich reduzieren oder erreichen, dass statt des Insulins andere Diabetes-Medikamente genommen wurden. Bei rechtzeitig behandelter Zuckerkrankheit konnte sogar auf jegliche Medikamente verzichtet werden. Ich glaube, man muss darauf immer wieder hinweisen, damit sich Menschen um das 40. Lebensjahr aufraffen und den Zucker-Teststreifen in der Apotheke holen und, falls dieser sich bedenklich verfärbt, vom Arzt einen Glukose-Toleranztest machen lassen. Ein Diabetiker ist kein Krüppel, der fortan abseits des Lebens stehen müsste. Wie bei der Fettstoffwechselstörung gilt auch bei dem Diabetes: Die natürlichste und einfachste Form der Beseitigung zu hoher Zuckermengen im Blut ist die sportliche Betätigung, bei der gerade der Zucker relativ rasch verbrannt wird.

Mit den richtigen Maßnahmen erholt sich die Bauchspeicheldrüse oft wieder

Jeder ab 40 sollte einen Zuckertest machen

Bei Altersdiabetes sind Medikamente oft nicht notwendig

Neueren Erkenntnissen zufolge ist der so genannte Altersdiabetes allein durch eine vernünftige Ernährung und ausreichende Bewegung in den Griff zu bekommen. Selbst wenn diese Maßnahmen nicht mehr genügen, sollten nicht gleich Medikamente angewendet werden. Die so genannten Sulfonylharnstoffe wie Glibenclamid und Glimepirid regen nämlich die Bauchspeicheldrüse zu einer vermehrten Sekretion von Insulin an, wodurch der anfangs ohnehin erhöhte Insulinspiegel noch weiter ansteigt und es schneller zu einem schweren Diabetes mellitus kommen kann. Zuvor sollten andere Mittel genutzt werden: Mehr Ballaststoffe verzehren oder so genannte Glukosidase-Inhibitoren wie Acarbose anwenden, welche die Aufnahme von Kohlenhydraten aus dem Darm ins Blut verzögern. Dadurch bedingt steigt der Blutzuckerspiegel nach einer Mahlzeit nicht mehr so hoch an und der Nüchternblutzucker nimmt um 10 bis 15 Prozent ab. Neuere Medikamente wie Repaglinid, Pioglitazon und Rosiglitazon reduzieren die Entwicklung einer Insulinresistenz und senken den Blutzucker. Sprechen Sie mit Ihrem betreuenden Arzt, wenn andere Maßnahmen nicht ausreichend sind.

Eines muss hier noch erwähnt werden, weil es bei der Bildung der Arteriosklerose eine wahrscheinlich wesentlich wichtigere Rolle spielt, als allgemein angenommen wird: In Stresssituationen verändert sich unser Blut nicht nur seiner Zusammensetzung nach, indem es vermehrt Fette und Zucker mitzuführen hat. Es wird auch chemisch so verändert, dass es rascher gerinnt. Das bedeutet aber: Je hektischer ein Mensch lebt, desto »klebriger« ist sein Blut, womit die Gefahr einer Verklumpung entsteht. Es können sich also leichter Thrombosen bilden.

Bei Stress gerinnt unser Blut schneller. Die Folge: Thrombosegefahr

Risikofaktor: Zu viel Homocystein

Eine der jüngsten Erkenntnisse der Grundlagenforschung dürfte weit reichende Folgerungen für die Praxis haben: Zu viel Homocystein im Blut ist ein eigenständiger Risikofaktor, der noch früher und noch stärker schädigend wirkt als Cholesterin allein und der unabhängig von anderen Risikofaktoren wie Bluthochdruck, Übergewicht, Rauchen zur Arteriosklerose führen kann. Das ist besser zu verstehen, wenn man mehr über diese Substanz weiß.

Homocystein ist eine Aminosäure, die nicht mit der Nahrung aufgenommen, sondern vom Körper selbst gebildet wird. Wenn im Stoffwechsel die – mit der Nahrung zugeführte – Aminosäure Methionin verwertet wird, bleibt etwas Homocystein davon zurück. Weil es in größeren Mengen die Blutgefäße schädigt, muss es umgehend wieder in Methionin umgewandelt oder zu der anderen Aminosäure Cystein abgebaut werden. Für diese Prozesse werden insbesondere die Vitamine B_{12} und das B-Vitamin Folat (auch Folsäure genannt) sowie Vitamin B_6 als so genannte Coenzyme benötigt.

Homocystein wird vom Körper selbst produziert

Mangelt es an diesen Vitaminen, kann weniger Homocystein unschädlich gemacht werden. Zwangsläufig steigt sein Gehalt im Blut – und mit ihm das Risiko, einen Herzinfarkt zu erleiden, um das Drei- bis Vierfache. Das hat eine Untersuchung der renommierten Harvard-Universität an insgesamt 15 000 amerikanischen Ärzten ergeben. Der Grund dafür ist bekannt: Ein Übermaß an Homocystein schädigt die Endothelzellen in den Wänden der Blutgefäße, und das ist der erste Schritt auf dem Weg zur Arteriosklerose. An der weiteren Entwicklung ist es ebenfalls maßgeblich mit-

Zu viel Homocystein schädigt die Zellen der Gefäßwände

117

beteiligt, unter anderem an der Oxidation des LDL-Cholesterins; wie gefährlich gerade dieser Prozess ist, habe ich ja bereits beschrieben.

B-Vitamin-Mangel kann zum Herzinfarkt führen

Fazit dessen ist die Erkenntnis: Auch ein Vitaminmangel kann schuld sein am Herzinfarkt. Und dieser ist in Deutschland, leider, weit verbreitet. In bestimmten Altersgruppen mangelt es 99 Prozent der Frauen und 97 Prozent der Männer an dem B-Vitamin Folat, hat die Nationale Verzehrstudie zutage gebracht. Weitere Ursachen für einen erhöhten Homocysteinspiegel sind genetische Defekte, und auch bei übergewichtigen Menschen ist er häufiger als bei solchen mit Normalgewicht. In erster Linie sind ältere Menschen davon betroffen und in jüngeren Jahren mehr Männer, wenngleich nach den Wechseljahren auch bei Frauen der Homocysteinspiegel ansteigt. Alles in allem sind mehr Menschen betroffen, als man gemeinhin annahm, da insbesondere die Folsäureversorgung nicht gesichert ist. Diese Menschen haben damit ein erhöhtes Risiko, an Arteriosklerose und deren Folgen zu erkranken.

Risikofaktor: Angeschlagenes Immunsystem

Nicht richtig auskurierte Infektionen können den Gefäßen gefährlich werden

Damit sind wir beim sechsten großen Risikofaktor für die Arteriosklerose angelangt. Er wird gebildet durch die unzählig häufigen »banalen« Infektionen, die niemals ein gründliches Auskurieren erfahren; die allzu oft einfach unterdrückt oder massiv mit Antibiotika bekämpft werden; die über Wochen und Monate hingenommen werden, weil sie keine erheblichen Beschwerden verursachen und man sich nicht wehleidig zeigen möchte. Was wir allzu leicht übersehen, ist die Tatsache, dass Infektionen sich keineswegs ausschließlich an den Randbezirken unseres Körpers abspielen, auf der Haut, den Schleimhäuten der Atemwege und des Unterleibs, im Darm und in der Harnröhre. Viren, Bakterien, Pilze und nicht zuletzt Bakteriengifte können den ganzen Körper überschwemmen, auch zu den innersten Organen, zum Herz und zum Kreislauf vordringen. Und das umso leichter, je weniger Zeit und Kraft wir unserem Immunsystem einräumen, im Körper Ordnung zu schaffen.

Krankheitserreger können bis ins Herz vordringen

Lassen Sie mich für die Folgen wieder ein Bild gebrauchen: Angenommen, es ist ein Krankheitserreger in den Körper vorgedrungen, dann versuchen die Abwehrkräfte, ihn mit einem Ansturm weißer Blutkörperchen und speziell hergestellter Antikörper zu vernichten. Wenn das nicht gelingt, weil die Abwehrreaktion anderer, scheinbar wichtigerer Aufgaben wegen nicht energisch genug vorangetrieben werden kann, dann versucht der Organismus, den Schaden vorerst einmal zu begrenzen. Er riegelt den befallenen Bezirk ab, indem er als Notmaßnahmen »Barrieren« errichtet und die Blutzufuhr unterbindet. So entsteht ein »Herd«, der bei der nächsten sich bietenden Gelegenheit aufgeräumt werden sollte. Findet sich diese Gelegenheit aber nicht, weil bereits neue Angriffe anderswo abgewehrt werden müssen, dann allerdings bleibt der Herd, bleiben die Abriegelungen und Barrieren bestehen. Und es kommen neue Herde hinzu, solange der Körper keine Chance bekommt, sich mächtig aufzubäumen und Ordnung zu schaffen. Auf diese Weise entstehen immer mehr Vernarbungen, die den Blutfluss behindern. Und das Blut ist überlastet mit Abwehrstoffen, mit Giften, mit »Trümmern« der entstandenen Schäden, mit Antigen-Antikörper-Komple-

Unaufgeräumte Krankheits-»Herde« bedrohen den ganzen Organismus

xen. Selbstverständlich können auch die Blutgefäße selbst in den Entzündungs- und Herdprozess mit einbezogen werden.

Arteriosklerose durch Abwehrschwäche?

In den letzten Jahren sind hinsichtlich der Entstehung der Arteriosklerose neue und sehr interessante Theorien aufgetaucht, die möglicherweise zu einem völligen Umdenken in der Arteriosklerose-Therapie zwingen. »Die Frage ist«, so schreibt Dr. Warmund Wellmer in seinem Buch *Biologisch orientierte Arzneitherapie*, »ob nicht letzten Endes immunpathologische Vorgänge am Gefäßsystem im Zentrum der Ätiologie und Pathogenese der Arteriosklerose stehen und die so genannten Risikofaktoren aller Art nur die Rolle von Antigenen bzw. schädigenden Noxen spielen.« Das hieße: Arteriosklerose entsteht durch Abwehrschwäche.

Die Wissenschaftler gehen aufgrund ihrer Forschungen davon aus, dass die Kapillarwände die »letzte Bastion« des Immunsystems vor dem eigentlichen Körperinnern darstellen: Hinter der Kapillarwand beginnt das immunologische Körperinnere. Diese Wand erfüllt bakterizide, Antigen-abfilternde, abbauende und umbauende Funktionen. Sie gehört somit zum Immunsystem des Körpers. Und, so sagen sie weiter: Jeder Krankheitserreger kämpft bekanntlich mit zwei Waffen: zunächst mit der Virulenz, also mit seiner Angriffs- und Zerstörungskraft, die zur Infektionskrankheit führt. Dann aber auch mit seiner Antigenität. Wenn der Krankheitserreger bereits abgetötet ist, existiert er ja immer noch als Fremdeiweiß. Dieses muss abgebaut werden. Sonst antwortet der Körper darauf mit einer Antikörperbildung, um die Giftwirkung zu neutralisieren. Wenn diese Arbeit nicht zügig und vollständig erledigt werden kann, kommt es zu Entzündungen der Kapillargefäßwände.

Kann das Immunsystem Fremdes nicht rechtzeitig abbauen, entzünden sich die Kapillargefäßwände

Das hieße aber letztlich: Wir sind wieder einmal dort gelandet, wo am Ende alle Wege in der Heilkunde einmünden: bei unserem Immunsystem, bei den Ordnungs- und Abwehrkräften unseres Körpers. Sie, besser gesagt ihr Versagen, ihre Irritationen, ihre Verirrungen, bilden den Hintergrund für alle chronischen Leiden. Arteriosklerose ist ein chronisches Leiden – und ganz offensichtlich mehr als nur die katastrophale Folge einiger kleiner und auch größerer Fehler, die sich gegenseitig potenzieren. Arteriosklerose ist das Ergebnis des Nicht-zurecht-Kommens mit unserer Umwelt, das Ergebnis vielfältiger falscher Antworten. Deshalb kann man ihr ganz sicher nicht mit der einen oder anderen Maßnahme, mit ein wenig Verzicht da und einigen Anstrengungen dort zu Leibe rücken – sondern nur mit der Lebenseinstellung, die auf alle Anforderungen und Einflüsse, auf alle Reize und Bedrohungen die richtige Antwort findet.

Nur die richtige Lebenseinstellung kann der Arteriosklerose zu Leibe rücken

Einer älteren Theorie zufolge, die heute jedoch nicht mehr aktuell ist, nahm man an, dass viele Herz- und Kreislauferkrankungen – so auch die Arteriosklerose – nichts anderes sind als allergische Reaktionen, die entstanden sind aus unserer Unwilligkeit oder Unfähigkeit, das Leben so zu akzeptieren, wie es nun einmal ist. Wir schimpfen auf das Wetter, ohne daran zu denken, dass unser Körper die Verärgerung sehr ernst nimmt und sich »feindselig« zum Wetter einstellt. Wir befürchten bei jedem Bissen, vergiftet und geschädigt zu werden – und dürfen uns wahrhaftig nicht wundern, wenn unser Organismus entsprechend argwöhnisch und allergisch reagiert. Auf ähnliche Weise könnte man nun alle Lebensbezirke und die damit verbundenen Besorgnisse und Befürchtungen zitieren.

Früher hielt man die Arteriosklerose für eine allergische Erkrankung

121

*Auch die Arterio-
sklerose beginnt
im Kopf*

Die Arteriosklerose beginnt auch im Kopf! Und in dieser Tatsache liegt auch die große Chance, durch eine geänderte Lebenseinstellung und durch tief greifende Entspannung die Hauptrisikofaktoren in den Griff zu bekommen.

Folge: Schlaganfall

Dieselben Risikofaktoren, die ich eben beschrieben habe, sind nicht nur schuld an einem Herzinfarkt oder an einem so genannten Raucherbein, sie können auch zu einem Schlaganfall führen. Dieser ist zwar nach den Herzerkrankungen und dem Krebs die dritthäufigste Todesursache, aber die meisten Menschen wissen viel zu wenig darüber. Deshalb möchte ich an dieser Stelle einige grundlegende Informationen vermitteln, die hoffentlich dazu beitragen, Gesundheit zu erhalten oder Leben zu retten.

*Ein Schlaganfall ist
meist das Resultat
einer Mangel-
durchblutung von
Teilen des Gehirns*

Bei einem Schlaganfall handelt es sich um eine Störung einzelner Funktionen des Gehirns als Folge einer Veränderung der Durchblutung; andere Begriffe dafür sind Apoplexie und Insult. Seine Ursache ist in vier von fünf Fällen eine Mangeldurchblutung in einem Teil des Gehirns. Diese wiederum kommt entweder durch eine Embolie oder durch eine Thrombose zustande. Bei einer Embolie löst sich ein Teil von einem Blutgerinnsel, das im Herzen oder in den großen, zum Gehirn führenden Blutgefäßen entstanden ist; es gelangt mit dem Blutstrom in das Gehirn und verschließt dort ein Blutgefäß. Bei einer Thrombose wird ein Blutgefäß im Gehirn durch einen Blutpfropf verschlossen, der sich an Ort und Stelle gebildet hat; das geschieht an den Stellen, an denen die Arterie bereits durch Arteriosklerose geschädigt ist.

Eine weniger häufige Ursache für einen Schlaganfall ist das plötzliche Reißen eines Blutgefäßes, aus dem sich Blut in das Hirngewebe ergießt, und relativ selten ist das Platzen eines fehlgebildeten Blutgefäßes, wodurch Blut unter die Hirnhaut gelangt – charakteristisches Anzeichen für eine solche »Subarachnoidalblutung« sind plötzlich einsetzende, äußerst heftige Kopfschmerzen.

Reißt ein Blutgefäß im Gehirn, kommt es zu extrem heftigen Kopfschmerzen

Ist ein Blutgefäß im Gehirn verstopft, kommt es zunächst zu einer verminderten oder gänzlich blockierten Durchblutung, zu einer so genannten Ischämie. Infolgedessen erhalten die Hirnzellen zu wenig Sauerstoff und Nährstoffe, sodass sie zugrunde gehen und es zu einem Hirninfarkt kommt. Der Ablauf ist also im Prinzip derselbe wie bei einem Herzinfarkt. Seine Auswirkungen sind abhängig davon, welche Abschnitte im Gehirn von der Ischämie betroffen sind. Häufiges Symptom eines Schlaganfalls ist eine halbseitige Lähmung, die sich zumeist auf den Arm stärker auswirkt als auf das Bein und die häufig dazu führt, dass der Mundwinkel auf dieser Seite herunterhängt; die betroffene Körperseite kann sich taub anfühlen. Diese Anzeichen treten auf der gegenseitigen Körperhälfte auf, bei einem Schlaganfall in der rechten Hirnhälfte wird die linke Seite gelähmt sein – und umgekehrt. Das kann noch andere Auswirkungen haben: Ist bei einem Rechtshänder die linke Hirnhälfte betroffen, wird außer einer rechtsseitigen Lähmung auch eine Sprachstörung auftreten, sodass das Sprechen schwer fällt oder überhaupt nicht mehr möglich ist.

Die Schlaganfall-Symptome hängen davon ab, welche Bereiche des Gehirns betroffen sind

Ein Schlaganfall tritt, wie ja sein Name besagt, meist plötzlich auf. Ist das geschehen, ist unbedingt und

Ein Schlaganfall ist ein absoluter Notfall

unverzüglich ein Arzt zu rufen. Denn jeder Schlaganfall ist ein medizinischer Notfall – ebenso wie ein Herzinfarkt. Und der Betroffene muss genauso schnell in die Klinik gebracht werden wie ein Patient mit einem Herzinfarkt. Je früher er dort behandelt wird, desto größer ist die Wahrscheinlichkeit, zu überleben, und desto geringer die Gefahr, dass andauernde Schäden zurückbleiben. Voraussetzung dafür ist allerdings, dass die Therapie spätestens sechs Stunden nach dem Schlaganfall beginnt; danach sind die Aussichten, leider, deutlich schlechter.

Diese große Chance wird allzu oft leichtfertig vertan. Weil sie in der Regel keine Schmerzen verspüren und weil sie darauf hoffen, dass die Symptome ebenso von selbst vergehen werden, wie sie gekommen sind, lassen viele Betroffene – und auch ihre Angehörigen – lange Stunden oder sogar einen ganzen Tag ungenutzt verstreichen.

Viele Schlaganfallpatienten bleiben dauerhaft behindert

Dieses falsche Verhalten ist einer der Gründe für eine erschreckende Bilanz: In jedem Jahr erleiden etwa 350 000 Bundesbürger einen Schlaganfall. Jeder fünfte von ihnen stirbt in den folgenden vier Wochen und jeder dritte ist hinterher schwer behindert oder pflegebedürftig. In Deutschland leben zurzeit etwa 800 000 Menschen, die an den Folgen eines Schlaganfalls leiden; er ist die mit Abstand häufigste Ursache für dauerhafte Pflegebedürftigkeit. Dieses falsche Verhalten durch umfassende Information zu ändern und dadurch den Schlaganfall wirksamer zu bekämpfen, ist das erklärte Ziel der Deutschen Schlaganfall-Stiftung (Postfach 104, 33311 Gütersloh). Deren Experten setzen darüber hinaus zwei andere Schwerpunkte, und zwar zur Vorbeugung:

Der eine ist der Abbau von Risikofaktoren, wie ich ihn

bereits empfohlen habe. Besonders wichtig ist es in diesem Zusammenhang, einen krankhaft erhöhten Blutdruck zu senken. Wird der diastolische Blutdruck (das ist der zweite, niedrigere Wert) konsequent gesenkt, verringert sich eindeutig das Risiko, einen Schlaganfall zu erleiden. Der zweite besteht im Beachten der Warnsignale. Zwar tritt der Schlaganfall selbst ganz plötzlich auf, in vielen Fällen aber gehen ihm flüchtige Durchblutungsstörungen des Gehirns voraus; sie werden »transitorische ischämische Attacken« (abgekürzt: TIA) genannt. In diesen Fällen wird ein Blutgefäß nur vorübergehend durch ein kleines Blutgerinnsel verschlossen, das sich bald wieder auflöst, sodass oft schon nach wenigen Minuten, spätestens nach 24 Stunden, das Gehirn wieder normal durchblutet wird und die Symptome von selbst vergehen. Sie müssen jedoch äußerst ernst genommen werden, denn Ärzte wissen aus Erfahrung: Jeder dritte Patient, der flüchtige Durchblutungsstörungen erlebt, wird innerhalb der nächsten fünf Jahre einen »richtigen« Schlaganfall erleiden – falls er nicht vorbeugend behandelt wird, etwa mit Medikamenten, die das Verklumpen von Blutplättchen verhindern, oder auch durch eine Operation bei hochgradiger Einengung der Halsschlagader.

Schlaganfälle kündigen sich oftmals an

Aus diesem Grunde sollte jeder Mensch, der folgende Warnzeichen wahrnimmt, umgehend einen Arzt aufsuchen:

• Plötzliche Schwäche oder Gefühlsstörungen in einer Körperseite, insbesondere in Arm oder Gesicht.
• Plötzliche Schwierigkeiten beim Sprechen und auch dabei, die Sprache anderer zu verstehen.
• Plötzliche Sehstörungen, vor allem solche, die nur bei einem Auge auftreten.

Sprech- und Sehstörungung sind Warnzeichen

*Bei plötzlichem
Schwindel auch an
einen Schlaganfall
denken*

• Erstmalig und plötzlich auftretende Kopfschmerzen, die sehr heftig sind.

• Vorübergehendes Sehen von Doppelbildern sowie plötzlich einsetzender Schwindel mit unsicherem Gang.

Grundsätzlich sollte jeder Patient, bei dem akut ein Schlaganfall auftritt, in spezialisierten Kliniken oder klinischen Abteilungen behandelt werden.

Über Therapie-Maßnahmen der Blutdrucksenkung, der Gefäßtherapie und der Anleitung zu Lebensstiländerung, die auch in unserer Schwarzwald Privatklinik Obertal in der Nachsorge durchgeführt werden, bestehen in Akutkliniken Möglichkeiten, resultierende Sprachstörungen durch Sprechübungen zu verbessern und bei Sprechunvermögen durch Singen zu kompensieren. Bewegungseinschränkungen können durch gezielte Physiotherapie mit Heilgymnastik und Elektrotherapie behoben oder doch wenigstens reduziert werden. Die Therapie mit Gehübungen auf dem Laufband – teils mit Gurtaufhängung – vermag das Laufen in vielen Fällen bei rechtzeitiger Anwendung wieder zu ermöglichen. Auch in unserer Schwarzwald Privatklinik Obertal wird die Laufbandtherapie genutzt.

Wichtig ist die persönlich ausgerichtete Nachbetreuung, denn auch noch nach längerer Zeit können physiotherapeutische Maßnahmen, Entspannungsübungen und wiedererlangte Zuversicht nachhaltige Verbesserungen der Lebensqualität bewirken.

4 Das Trainingsprogramm für Herz und Gefäße

Um Herz und Gefäße jung zu halten, sollten sie täglich trainiert werden. **Die wichtigste Voraussetzung für Gesundheit und Leistungsfähigkeit ist eine ausgewogene Ernährung mit allen nötigen Vitaminen, Mineralstoffen und Spurenelementen. Obst und Gemüse sind besonders empfehlenswert, weil sie zusätzlich sekundäre Pflanzenstoffe, einen natürlichen Schutz für das Herz, enthalten. Es morgens ruhig angehen lassen, mit Kältereizen den Kreislauf trainieren, für Bewegungsausgleich in der Freizeit sorgen und regelmäßig entspannen – so bleiben Herz und Gefäße fit.**

Und wo bleibt nun eigentlich der Risikofaktor Übergewicht?

Haben wir denn nicht festgestellt, dass jeder Zweite über 60 mit deutlichem Übergewicht auch eine gefährliche Arteriosklerose hat? Gehört die Reduzierung der zu großen Körperfülle nicht zu den wichtigsten Maßnahmen zur Schonung von Herz und Kreislauf überhaupt? Ganz sicher. Und trotzdem stellt das Übergewicht an sich, so seltsam das klingen mag, kein eigentliches Arterioskleroserisiko dar. Wobei man allerdings sofort hinzufügen muss: Übergewicht ist fast immer mit einem oder gar mehreren der genannten Risikofaktoren unmittelbar verbunden. Zum Über-

Übergewicht an sich führt nicht zur Arteriosklerose

127

gewicht gesellt sich eben sehr leicht eine Fettstoff-wechselstörung, Diabetes, Bluthochdruck. Und wenn der zu Dicke dann auch noch raucht, schnellt das Risiko der Herz- oder Kreislaufschädigung um ein Vielfaches in die Höhe.

• Raucher, die zugleich Diabetiker sind, erleiden drei Mal häufiger einen Herzinfarkt als sonst gesunde Raucher.
• Diabetiker, die rauchen und auch noch einen erhöhten Blutfettspiegel aufweisen, haben ein um das Zehnfache erhöhtes Risiko.
• Hypertoniker, die rauchen, die Pille nehmen und einen zu hohen Blutfettspiegel haben, leben ebenfalls mit einem zehnfachen Risiko.

Meist sind es viele falsche Verhaltensweisen, die zusammen das Schlaganfall- und Herzinfarktrisiko erhöhen

Das ist genau das, was ich bisher aufzeigen wollte: Es ist in aller Regel nicht ein einziger Fehler, der zur Arteriosklerose und damit zum Risiko des Infarktes oder des Schlaganfalls führt, sondern die Summe eines grundsätzlichen und vielgestaltigen Fehlverhaltens. Ja, es genügt oft nicht einmal, alle genannten Risikofaktoren auszuschalten. Solange beispielsweise psychische Faktoren weiter bestehen, solange jemand nicht in der Lage ist, Konfliktsituationen vernünftig zu lösen, nützt letztlich, ganz grob gesagt, auch der Verzicht auf Butter nicht viel.

Heilfaktor: Gesunde Ernährung

Und doch müssen wir uns jetzt mit dem Thema Übergewicht und Ernährung befassen – nicht zuletzt deshalb, weil trotz aller Aufklärung gerade auf diesem

128

Gebiet sich unendlich viele Missverständnisse sehr hartnäckig halten. Zunächst: Niemand braucht nach dem »Idealgewicht« zu streben. Denn dieses Idealgewicht als Norm für jeden gibt es nicht. Der eine ist seiner Konstitution nach kräftiger, untersetzter »gebaut«. Für ihn könnte es sogar verhängnisvoll sein, wollte er unbedingt eine Norm erreichen, die seiner Natur nicht entspricht. Es kann also nicht darum gehen, einem Modetrend zu folgen, sondern jeder muss für sich, innerhalb gewisser Grenzen, das Gewicht finden, bei dem er sich am wohlsten fühlt. Wir tragen auch in diesem Punkt uraltes Erbe in uns, mit dem wir uns aussöhnen müssen:

Machen Sie sich frei von dem Streben nach dem Idealgewicht

Denken Sie daran: Die Menschen in der Sahara sind hoch gewachsen und extrem schlank. Die Natur hat sie ausgerüstet, extreme Hitze zu ertragen. Ihre Haut bildet eine besonders große »Kühlfläche«. Die Bewohner der Polarregionen, die Eskimos beispielsweise, sind klein und rundlich gebaut. Ihr Körper vermag ideal die Wärme in sich zu halten und die Kälte abzuwehren. Der Wüstenbewohner ist ein »schlechter« Kostverwerter, der die verzehrte Nahrung in Energie umwandelt. Der in den Polarregionen Beheimatete muss einen wesentlich größeren Teil der Nahrung in wärmeisolierende Fettspeicher umwandeln. Je nachdem, wie und wo unsere Vorfahren lebten, gehören wir unserem Körperbau und den Körperfunktionen nach mehr zur einen oder zur anderen Sorte. Daran können und dürfen wir nicht viel ändern.

Die Menschen sind unterschiedlich gebaut

Doch wir können uns in etwa an die Faustregel halten: Körperlänge minus 100 = Normalgewicht. Bei Frauen liegt das Normalgewicht leicht darunter. Ein Mann von 1,70 Meter darf demnach 70 kg wiegen. Bis zu zehn Prozent nach oben und unten bliebe sein Gewicht im

Wer mehr als 20 Prozent über dem Normalgewicht liegt, sollte etwas tun

vertretbaren Rahmen, ohne dass sein Körper übermäßig belastet würde. Eine Frau von derselben Größe dürfte zwischen 56 und 66 kg wiegen, um »normal« zu sein, wobei es auf ein Pfund mehr oder weniger wirklich nicht ankommt. Problematisch wird das Übergewicht, wenn es 20 Prozent und mehr über der Norm liegt. In diesem Fall dürfte man sich nicht mehr auf eine etwas kräftigere Körperkonstitution berufen. Man wäre ganz einfach übergewichtig – und würde seinem Körper enorme Mehrbelastungen zumuten. Es gibt zwar Familien, in denen stark übergewichtige Menschen ein hohes Lebensalter erreichen, doch es wäre gefährlich, wollte man sie als »Ausrede« für eigenes Fehlverhalten hernehmen. Vielleicht besitzen jene seit Generationen einen gewissen Schutzmechanismus, über den wir nicht verfügen.

Noch besser ist eine Aussage anhand des *Body-Mass-Index* (BMI). Hierzu wird das Gewicht in Kilogramm, z. B. 86 kg, und die Größe in Metern zum Quadrat, z. B. 1,78 m x 1,78 = 3,17, erfasst. 86 kg *geteilt durch* 3,17 ergibt 27,13 und weist damit auf ein leichtes Übergewicht hin. Als normales Gewicht mit einer hohen Lebenserwartung gilt ein BMI von 19–25, als *übergewichtig* gilt ein BMI von >25–30, als adipös gilt ein BMI von >30.

Starkes Übergewicht belastet das Herz

Erhebliches Übergewicht belastet stark das Herz. Entsprechend haben zu dicke Menschen oft ein erweitertes und von einem Fettpanzer umschlossenes Herz. Dieser Fettpanzer beginnt nach und nach in die Herzmuskeln hineinzuwachsen. Der Stoffwechsel ist deutlich erhöht, die Blutmenge um bis zu zwei Liter vermehrt. Sie benötigen sehr viel mehr Sauerstoff – bekommen ihn aber meistens nicht in ausreichenden Mengen, weil das Herz regelrecht erdrückt wird. Um die Versorgung einigermaßen aufrechterhalten zu können, muss das Herz schneller schlagen. Die Überanstrengung und Entartung des Herzens zeigt sich im Laufe der Zeit in EKG-Veränderungen. Übergewichtige Menschen haben, ohne dass sie auch nur einen Finger rühren, tatsächlich sehr viel mehr zu leisten als Normalgewichtige. Kein Wunder, dass sie auf zusätzliche Bewegung oder gar auf Sport bald mehr und mehr verzichten.

Der Körper eines Übergewichtigen muss ungleich mehr leisten

Der eigentliche Fehler, der zum Übergewicht geführt hat, ist meistens schon um das 25. Lebensjahr herum gemacht worden, in dem Augenblick nämlich, in dem das Wachstum abgeschlossen war. Ein Körper, der erwachsen ist, braucht um rund ein Drittel weniger Nahrung. Der junge Mann und die junge Frau müssten folgerichtig ihre Essensmengen auch etwa um ein Drittel einschränken. Da dies in den meisten Fällen nicht geschieht, summieren sich kleinste »Sünden« zu enormen Mengen. Die Ernährung wird zu einem Bilanzproblem, bei dem Bedarf und Angebot in ein krasses Missverhältnis geraten sind.

Ein Erwachsener braucht ein Drittel weniger Kalorien als ein Jugendlicher

Das Institut für Ernährungswissenschaft der Rheinischen Friedrich-Wilhelm-Universität in Bonn hat folgende Rechnung aufgestellt, die das augenscheinlich macht: Werden täglich nur 75 Kalorien über den Bedarf hinaus aufgenommen, so kann allein dadurch im Laufe von zehn Jahren ein Übergewicht von 30 bis 40 Kilogramm entstehen. Die Nahrungsmenge, die 75 Kalorien enthält, ist aber verschwindend klein. Beispielsweise nimmt man mit 30 Gramm Schweinefleisch oder einem Ei oder zehn Gramm Butter oder 30 Gramm Brot bereits 75 Kalorien auf. Diese Mengen sind so klein, dass sie durch Berechnungen und Kontrolle in der Praxis nicht erfasst werden können.

Demgegenüber die tatsächlichen Missverhältnisse zwischen Bedarf und Aufnahme: Da schwere körperliche Arbeit heute immer seltener gefordert wird, benötigt der erwachsene Mitteleuropäer heute im Durchschnitt nur noch zwischen 2 300 und 2 500 Kilokalorien. Tatsächlich nimmt er aber, ebenfalls im Durchschnitt, etwa 3 500 Kalorien auf, 1 000 Kalorien zu viel. Zwischen Männern und Frauen gibt es in diesem Punkt kaum einen Unterschied. Beide verzehren wesentlich mehr, als der Körper benötigt. Dieses Problem des massiven Überangebots, dem unser Körper pausenlos ausgesetzt ist, kann nur gelöst werden, indem wir die Nahrungsmengen ganz allgemein deutlich einschränken – und zwar von klein auf. Tatsächlich sind heute schon viele Kinder und selbst Kleinkinder überernährt und damit stark Herz-Kreislauf-belastet. Ist die falsche Ernährung aber erst einmal zur Gewohnheit geworden, wird es schwer, sie zu ändern. Denn sehr schnell haben sich auch die Körperfunktionen auf das Überangebot eingestellt.

Wir sind oft schon von Kindesbeinen an überernährt

Wer nun aber glaubt, er könnte Übergewicht durch sportliche Betätigung wieder wegtrainieren, der muss eine herbe Enttäuschung erleben. Um ein einziges Kilogramm Übergewicht loszuwerden, müsste man 18 Stunden lang angestrengt laufen. Denn zur Verbrennung von einem Kilogramm Fettgewebe müssen 6 000 Kalorien aufgewendet werden. Und das, ohne dass davor und zwischendurch und anschließend etwas gegessen wird. Wer täglich zwei Stunden Sport betreibt – und zwar so, dass er sich dabei tüchtig ins Zeug legt –, der kann pro Woche dabei ein Pfund abnehmen.

Mit Sport lässt sich Übergewicht nicht ausreichend reduzieren

Damit will ich überhaupt nichts gegen den Sport sagen. Im Gegenteil. Die sportliche Betätigung ist für

Herz und Kreislauf, sollen sie gesund bleiben, unerlässlich. Nur: Sport ist kein geeignetes Mittel zur Gewichtsabnahme. Wenn man liest, ein Tennisspieler habe während des Wettkampfs ein Kilogramm abgenommen, dann bezieht sich das fast ausschließlich auf den Verlust von Körperflüssigkeit, nicht auf einen Abbau von überflüssigen Pfunden.

Fast ebenso wichtig wie die maßvolle, vernünftige Ernährung ist aber auch die Zusammensetzung der Nahrung. Sie sollte bestehen aus etwa 30 Prozent Fett, zwölf Prozent Eiweiß und 58 Prozent Kohlenhydraten. Der verhängnisvollste Fehler in unserer Ernährung besteht in der Eiweiß- und Fett-Mast, wie das die Ernährungswissenschaftler nennen. Damit können wir uns tatsächlich regelrecht den Herzinfarkt und den Schlaganfall anessen.

Nicht nur auf die Menge, auch auf die Zusammensetzung der Nahrung kommt es an

Dies gilt vor allem dann, wenn unsere Nahrung nicht mehr, wie dies früher einmal selbstverständlich der Fall war, vorwiegend pflanzlichen Ursprungs ist. Die Zauberformel für mehr Gesundheit heißt heute: Fünf Portionen Obst und Gemüse täglich. Wichtige Gründe sprechen dafür, nicht zuletzt der hohe Anteil an schützenden so genannten sekundären Pflanzenstoffen (s. S. 147).

Ich habe es schon erwähnt: Der Volksmund spricht bei der Arteriosklerose von der Arterienverkalkung. Und er hat Recht damit. In den Blutgefäßen wird neben dem Cholesterin auch Kalk abgelagert. So beklagt der Stuttgarter Ernährungswissenschaftler Professor Dr. H. J. Holtmeier: »Obwohl die wesentliche Änderung bei Arteriosklerose die Arterienverkalkung ist, das heißt die hochgradige Einlagerung von Calcium im zerstörten Blutgefäß neben Cholesterin, spricht kaum jemand vom Calcium.«

Neben Cholesterin wird auch Calcium in den Gefäßwänden abgelagert

133

In Japan sterben sehr viel weniger Menschen den Herztod

Betrachtet man die sehr unterschiedlichen Herzinfarkt-Todesraten in den verschiedenen Ländern unserer Erde, dann wird Professor Holtmeier bestätigt: In Japan sterben von 100 000 Menschen nur 38 an Durchblutungsstörungen des Herzens, in Spanien 49, in Frankreich 80. Bei uns in der Bundesrepublik sind es 172, in Schweden 334, in Finnland 437.

Diese sehr unterschiedlichen Zahlen stehen in einem direkten Zusammenhang zum Verhältnis Calcium/Magnesium in unserer Nahrung. Ein Japaner lebt bestimmt nicht weniger aufregend als ein Finne. Doch er nimmt mit der Nahrung auf ein Milligramm Calcium 1,2 Milligramm Magnesium auf, der Finne dagegen 3,8 Milligramm. Bei uns in der Bundesrepublik heißt das Verhältnis 1:2,28. Tatsache ist aber: Calcium und Magnesium werden in unserem Körper zu »Gegenspielern«. Calcium steigert die Erregbarkeit des Herzmuskels, verkrampft, spannt an. Magnesium dagegen hat eine anti-arteriosklerotische, entkrampfende, beruhigende Wirkung. Wer sich also vor dem Herzinfarkt – vor der Arteriosklerose ganz allgemein – schützen will, der muss zusehen, dass seine Nahrung möglichst viel Magnesium enthält. Die Magnesiumversorgung ist vor allem in den skandinavischen Ländern – aber mittlerweile auch bei uns – allein mit der natürlichen Nahrung nicht mehr gewährleistet, weil die Böden ausgelaugt sind und daher an die Pflanzen nicht mehr ausreichend Magnesium abgeben können. Dazu kommt die deutliche Einschränkung von Gemüse, vor allem von Kartoffeln, in unserer Nahrung, weil diese Speisen vor Jahren in den falschen Ruf geraten sind, dick zu machen. Also hat man sich weithin angewöhnt, die Kartoffel zur Seite zu schieben und nur das Steak zu verspeisen. Vor allem Diätformen wie die Punkte-Diät

Vielen Menschen fehlt Magnesium

und die Fettdiät haben ab den 50er-Jahren hier bedrohliche Entwicklungen eingeleitet: Weil der Körper zur Verdauung von Eiweiß mehr Kalorien benötigt, als er geliefert bekommt, hat sich die Eiweißdiät als wirksame Schlankheitsdiät erwiesen. Wer sich mehr oder weniger ausschließlich von Steaks ernährt, baut Körpergewicht ab. Daran gibt es keinen Zweifel. Nur: Die Körperfunktionen laufen dabei auf Hochtouren – mit dem Risiko des erhöhten Verschleißes. Schlimmer noch ist die Tatsache, dass der Körper fast ausschließlich – und das in besonders dichter Form – mit fettlöslichen Vitaminen versorgt wird und kaum die wasserlöslichen Vitamine bekommt. Wichtig ist auch eine ausreichende Versorgung mit Magnesium; es ist vor allem in Nüssen, Kakao, Getreide, Kartoffeln, Gemüse enthalten. Bei der einseitigen Ernährung nehmen also jene Faktoren, die zu Verspannungen und Verkrampfungen führen, überhand, während die entspannenden, lockernden mehr und mehr fehlen. Die ersten Folgen einer solchen Fehlernährung sind Verstopfungen, nervöse Störungen. Langzeitfolgen bestehen in vermehrten Kalkablagerungen in den Gefäßen. Das kann man in Tierversuchen zweifelsfrei nachweisen: Entzieht man der Tiernahrung das Magnesium, können auf diese Weise Herzmuskelschäden und sogar Myokardnekrosen erzeugt werden. Bei genügender Magnesiumzufuhr ist dies dagegen praktisch unmöglich.

Jetzt kommt aber noch ein ganz wichtiger Punkt hinzu: Vitamin D, dieses für den Knochenaufbau und die Knochenfestigkeit so wichtige Vitamin wird unserem Körper nicht nur durch eine Ernährung mit Fisch zugeführt, bei Sonneneinstrahlung entstehen Vorstufen davon in der Haut. Wer sich im Sommer bei Sonne zwei bis drei Mal wöchentlich jeweils zehn bis

Gefährliche Eiweißdiät

Zu wenig Magnesium schädigt den Herzmuskel

135

Im Winter kann es zum Vitamin-D-Mangel kommen

15 Minuten lang mit unbedecktem Gesicht, bloßen Händen und Armen im Freien aufhält, der wird über diese Wege ausreichend mit Vitamin D versorgt. Wer nicht auf diese Weise genügend Depots bildet, der muss im Winter zusätzlich Vitamin D mit der Nahrung zu sich nehmen.

Das habe ich gemeint mit der Essenseinstellung auf das Wetter: Viele Kinder und vor allem ältere Menschen, die sich nur noch sehr sparsam ernähren, müssen im Winter dafür sorgen, dass sie genügend an die frische Luft kommen. Sie müssen in kalten, düsteren Tagen jeden Sonnenstrahl ausnützen und ausreichend Fisch essen, in dem reichlich Vitamin D enthalten ist, sonst fehlt es ihnen schon bald daran. Und dann werden die Knochen weich oder brüchig. Wer Fleisch verspeist, der muss immer zugleich auch Salate, Gemüse, Kartoffeln zu sich nehmen, weil sonst das Magnesium-Defizit mit jedem Bissen erhöht wird. Wer seinen Urlaub im sonnigen Süden verbringt, der sollte sich dort so ernähren, wie das die Einheimischen tun: viel frisches Obst, viel rohes Gemüse, ganz wenig Fleisch. Es wäre geradezu mörderisch, wollte man im Sommer in Italien auf einem kräftigen Eisbein bestehen. Unsere Großeltern haben solche Kraftspeisen eigentlich nur im Winter und an Festtagen zu sich genommen. Vor allem Männer um die 40 sollten außerdem damit beginnen, die Nahrung wenigstens zwei Mal in der Woche mit Magnesium zu ergänzen. Man nimmt es, weil es deutlich entspannt, gelegentlich sogar wie ein vorzügliches Schlafmittel wirken kann, am besten abends.

Gut schlafen mit Magnesium

Ähnliches gilt für die Entlastung des Zuckerstoffwechsels: Seit 1950 hat der Konsum von Kartoffeln, Hülsenfrüchten, Getreide in Mitteleuropa stark, man könnte fast sagen dramatisch abgenommen, dagegen ist der Verbrauch an Zuckerwaren ganz allgemein angestiegen. Zucker ist aber ein Vitamin-B-Räuber – und er stellt, vor allem dort, wo zu viel Süßigkeiten verzehrt werden und der Lebensstil zusätzlich von Überstress geprägt wird, eine massive Belastung der Bauchspeicheldrüse dar – und dies lange bevor aus dem ständigen Kampf gegen den zu hohen Blutzuckergehalt ein Diabetes geworden ist. Viele Wissenschaftler sind nach jahrzehntelangen Forschungsarbeiten überzeugt davon, dass nicht so sehr die tierischen Fette, sondern der steigende Zuckerkonsum an den hohen Zahlen der Herzerkrankungen schuld ist. Dabei verweisen sie darauf, dass nicht nur der weiße Zucker, sondern auch der braune und sogar der Fruchtzucker, den wir mit süßen Früchten aufnehmen, schädlich wird, sobald der Körper diese Zuckerarten im Übermaß, also nicht im natürlichen Verbund der Nahrungsmittel, sondern isoliert verkraften muss. Zucker ist eigentlich ein »Brennstoff«, zum sofortigen Verbrauch bestimmt. Kommt es nicht zu diesem Verbrauch, weil die Muskelbewegungen fehlen, dann wird der Zucker nicht nur in der Leber gespeichert, sondern offensichtlich auch sofort in so genannte Neutralfette umgewandelt. Diese Fette werden in der Leber, zusammen mit Cholesterin, transportfähig gemacht und ins Blut gegeben.

Zucker ist ein Vitamin-B-Räuber

Das bedeutet aber: Es kann unter Umständen sehr wenig nützen, auf Fette in den Speisen zu verzichten, solange man den Zuckerkonsum nicht in Grenzen hält. Wer sein Herz gesund und leistungsfähig erhalten und seine Gefäße »sauber« halten möchte, der muss demnach dafür sorgen, dass seine Ernährung möglichst viel »wertvolle« Kohlenhydrate enthält – und möglichst wenig »wertlose«. Wertvoll in diesem Sinn

Achten Sie auf »wertvolle« Kohlenhydrate

ist Gemüse, roh als Salat, frisch als Saft oder schonend gekocht; Getreide, das naturbelassen und nicht zu stark ausgezogen ist; Obst, vor allem heimisches Obst, vorwiegend frisch. Bei Unverträglichkeit Obst auch als Saft, fein zerkleinert oder gekocht. Doch das genügt heute nicht mehr unbedingt. Wir müssen unsere Nahrung sinnvoll ergänzen – mit Vitalstoffen, die auch den gesündesten Nahrungsmitteln heute weithin fehlen. Um dazu nur ein Beispiel zu nennen: Ein Salat hat zwei Tage nach seiner Ernte mindestens die Hälfte seiner Vitamine an Luft, Licht und Feuchtigkeit abgegeben. Frischer können wir ihn aber kaum mehr bekommen, weil Transport und Zwischenhandel ihre Zeit brauchen. Lassen wir diesen Salat auch nur einen weiteren Tag liegen, hat er so gut wie alles an Vitaminen – abgesehen vielleicht von einigen Mineralien – verloren. Die Zitrone, die wir kaufen, ist in den meisten Fällen noch grün geerntet worden, damit sie unterwegs nicht verdirbt. Von vornherein konnten die Vitamine in ihr nicht natürlich »ausreifen«. Bis sie in unsere Hand gelangt, hat sie auch noch einen Großteil ihres verminderten Angebots verloren. Der Apfel aus Neuseeland, also genau von der gegenüberliegenden Seite unseres Erdballs, ist so stark behandelt und zugleich so »alt«, dass wir von ihm, abgesehen von einigen Mineralien und dem Fruchtzucker, ebenfalls kaum mehr etwas erwarten dürfen. Wir müssen deshalb unsere Nahrung sinnvoll ergänzen. Beschränken wir uns hier auf die Vitalstoffe, Spurenelemente, Mineralien, Stoffe, die ein gesundes Herz und einen leistungsfähigen Kreislauf garantieren. Das Magnesium haben wir schon genannt. In das Trainingsprogramm gehören daneben auch die Vitamine, Mineralstoffe und Spurenelemente, die für eine gesunde Funktion des Herz-Kreislauf-

Auch den besten Nahrungsmittel fehlt es heute oft an Vitalstoffen

Die Nahrung sinnvoll ergänzen

systems unabdingbar sind, wie der Vitamin-B-Komplex, die Vitamine E und C, aber auch Selen, und harmonisch aufeinander abgestimmt Magnesium, Kalium und Calcium. Q10, Carnitin und Lecithin sind wichtig nicht zuletzt für die Blutgefäße im Kopf.

Schutzfaktor: Vitamin E

Vitamin E ist in unserem Körper das biologische Oxidationsschutzmittel schlechthin. Denn, das dürfen wir niemals übersehen: Sauerstoff, so unverzichtbar er für das Leben auch ist – kann problematisch werden, wenn er sich an Zellen und Substanzen im Körper aggressiv gebärdet. Wir wissen, dass Sauerstoff Eisen im Handumdrehen in Rost verwandeln kann. Und Ähnliches geschieht auch sehr leicht in unserem Organismus. Da bilden sich beispielsweise, wenn Moleküle auseinander gesprengt werden oder auseinander fallen, in der Verbindung der Teile mit Sauerstoff so genannte »freie Radikale«, das sind äußerst aggressive, zerstörerische chemische Substanzen, die andere Moleküle angreifen, sie ebenfalls auseinander sprengen oder mit ihnen neue verhängnisvolle Verbindungen eingehen. Dabei entsteht rund um die Zellen ein regelrechtes Chaos. Schutzstoffe, die die Zellen etwa vor Viren und chemischen Substanzen schützen, verlieren ihre Schutzwirkung oder werden sogar selbst zu zerstörerischen Kräften. Vor allem aber auch die mehrfach ungesättigten Fettsäuren oxidieren, wenn sie mit Sauerstoff in Berührung kommen.

Aggressive freie Radikale stürzen die Zellen ins Chaos

Hier liegt die unschätzbare Bedeutsamkeit von Vitamin E: Es verhindert solche Oxidationen, schützt somit die Zellen vor den Angriffen der freien Radikale

Schutzfaktor Vitamin E

– und sorgt dafür, dass der eingeatmete Sauerstoff keinen Schaden anrichten kann, sondern besser, zielgerichteter dorthin gelangt, wo er wirklich gebraucht wird. Der Organismus kann also das Sauerstoffangebot sehr viel besser auswerten. Das wissen nicht zuletzt Sportler. Für unser Herz bedeutet die bessere Sauerstoffauswertung aber eine enorme Entlastung. Es kann mit geringerer Anstrengung eine weit bessere Sauerstoffversorgung erreichen. Vitamin E stärkt außerdem die Zellwände und vermindert die Gefahr einer Thrombosebildung. Dieses Vitamin ist also in der Tat ein Herz- und Kreislauf-Schutzmittel – vielleicht das wichtigste überhaupt. Da es zu den fettlöslichen Vitaminen gehört, das vor allem in Keimölen, kaltgeschlagenem Sonnenblumenöl, in Nüssen und Spargel vorkommt, sollten Vitamin-E-Kapseln am zweckmäßigsten nach dem Essen eingenommen werden (wenigstens zwei Mal in der Woche), weil das Vitamin E den Gallefluss braucht, um vom Körper richtig aufgenommen werden zu können. Wie wichtig das Vitamin E ist, lehrt uns die Natur: Muttermilch enthält zehn Mal mehr Vitamin E als Kuhmilch! Und noch eine Einsicht dazu, die vor allem für Diabetiker wichtig ist: Mit einer ausreichenden Versorgung mit Vitamin E lässt sich erreichen, dass Schäden an den Blutgefäßen zurückgehen.

Mit diesem Vitamin sollten vor allem Männer gleichzeitig Magnesium einnehmen. Auf seine enorme Bedeutung als Herz-Schutz-Faktor habe ich schon hingewiesen. Und die ausgeglichene Versorgung sowohl mit Magnesium als auch mit Calcium möchte ich noch einmal betonen. Denken Sie daran: Wadenkrämpfe in den Morgenstunden kurz vor dem Aufstehen können auf einen Magnesiummangel hinweisen!

Mehr Sauerstoff für das Herz

Vitamin E repariert Blutgefäß-Schäden

Schutzfaktor: Vitamin C

Das Vitamin C gilt nicht nur als Schutzmittel vor Erkältungen, sondern zugleich auch als Schutzvitamin gegen Herzinfarkt. Man hat nämlich herausgefunden, dass bei guter Vitamin-C-Versorgung der Blutfettspiegel zwei bis drei Mal niedriger ist als bei Vitamin-C-Mangel.

Vitamin C senkt den Blutfettspiegel

Was das Vitamin als Schutzfaktor gegen Arteriosklerose unverzichtbar macht, ist seine Kooperation mit dem Vitamin E. Beide antioxidativen Vitamine ergänzen sich auf einzigartige Weise. Das fettlösliche Vitamin E sitzt als Schutzsubstanz in den Zellwänden, auch in denen der Endothelzellen der Gefäße, und fängt dort freie Radikale ab; bei dieser Reaktion wird es selbst oxidiert und fällt deshalb als Radikalefänger aus. In dieser Situation fließt das wasserlösliche Vitamin C mit dem Blut vorbei und übergibt dem oxidierten Vitamin E ein Elektron; es wird dadurch regeneriert und steht aufs Neue als Zellschutz gegen freie Radikale zur Verfügung. Fazit: Zur Vorbeugung gegen Arteriosklerose sollte nicht nur mehr Vitamin E, sondern zugleich mehr Vitamin C angewendet werden, um eine bestmögliche Wirkung zu erreichen, auch um Leberschäden zu verhindern.

Außerdem scheint dieses Vitamin die Verletzungsgefahr der Blutgefäße, vor allem der Kapillaren, und die Brüchigkeit der Gefäße zu verringern. Schließlich gehört Vitamin C zu den Anti-Stress-Vitaminen, die böse Folgen von Stress verhindern. Da dieses Vitamin wasserlöslich ist, kann es der Körper nicht speichern, sodass man also davon nicht zu viel zu sich nehmen kann. Man muss bei der Verwendung sehr hoher Mengen Vitamin C allerdings daran denken, dass das harmonische Zusammenspiel der Vitamine und Mineralstoffe nicht durch einseitig hohe Dosierungen gestört wird.

Stress-Killer Vitamin C

Schutzfaktoren: B-Vitamine

Die B-Vitamine wirken einem erhöhten Homocysteinspiegel entgegen

Eine ausreichende Versorgung mit B-Vitaminen ist noch aus einem anderen Grunde besonders wichtig: Vor allem Vitamin B_{12} und das B-Vitamin Folat (auch Folsäure genannt) sowie Vitamin B_6 werden als Co-enzyme benötigt, damit sich im Blut nicht zu viel Homocystein ansammelt – das ein zusätzlicher Risikofaktor der Arteriosklerose ist.

Ist ein Mangel an diesen Vitaminen nachgewiesen, muss er umgehend und andauernd beseitigt werden. Durch eine Umstellung der Ernährung allein ist das nicht immer sicher zu erreichen, weil Nahrungsmittel ohnehin weniger davon enthalten, als angenommen wird, und weil zudem bei Transport, Lagerung, Zubereitung noch viel von dem wenigen verloren geht. Deshalb wird bei erhöhtem Homocysteinspiegel vor allem zu Beginn eine Injektionstherapie mit Folarell®, Novirell® B Mono® und Duo® empfohlen, mit den Vitaminen B_6, B_{12} und Folat. Danach gewährleistet eine Brausetablette Vicoferell® Plus, mit den so wichtigen B-Vitaminen und Vitamin C, dass keine neuen Defizite entstehen. (Dieses Präparat zur Optimierung der Ernährung gibt es rezeptfrei in allen Apotheken.)

Auch ein erhöhter Homocysteinwert wird durch diese Präparate gesenkt.

Schutzfaktoren: Selen, Zink, Kupfer

Selenmangel kann schlimme Folgen haben

Im Jahre 1817 hat man das Spurenelement Selen zufällig entdeckt. Doch erst in unseren Tagen beginnt man zu begreifen, wie verhängnisvoll sich ein Selenmangel auf die Gesundheit auswirken kann. So konnte inzwi-

142

schen nach der Erfassung aller Krebserkrankungen in 27 Ländern nachgewiesen werden, dass die Zahlen ziemlich genau in dem Maß ansteigen, in dem der Selenspiegel im Ackerboden absinkt – eine deutliche Parallele zum Magnesiummangel mit seinen bösen Folgen.

Für uns hier ist die Einsicht wichtig, dass Selen in unserem Körper ganz offensichtlich eine wichtige Rolle bei der Verfügbarkeit und Wirksamkeit von Vitamin E spielt. Man nimmt heute an, dass Vitamin E seine Zellschutzfunktionen und seine Auflösungen der Superoxidationen nur leisten kann, wenn ihm ausreichend Selen zur Verfügung steht. Selen ist ein unverzichtbarer Bestandteil wichtiger »Reparatur-Enzyme«.

Ohne Selen kann das Vitamin E nicht wirksam werden

Das heißt: Eine Vitamin-E-Einnahme ist nicht optimal, wenn nicht gleichzeitig die Selenversorgung gewährleistet ist. Der tägliche Selenbedarf liegt bei 50 bis 200 Mikrogramm (0,05 bis 0,2 Milligramm). Winzigste Mengen, doch selbst sie sind heute mit gesunder Ernährung allein nicht mehr sichergestellt. Im Durchschnitt nehmen wir nach neuesten Messungen nicht einmal mehr ganz die Hälfte des Bedarfs auf.

In den USA versucht man das Problem zu lösen, indem man Selen ins Trinkwasser gibt und unter das Tierfutter mischt. Bei uns ist lediglich der Zusatz von Selen in Tierfutter erlaubt – das Fressen der Tiere wird also optimiert, die Ernährung der Menschen nicht. Doch gibt es Selenpräparate, die Selen und Vitamin E kombinieren. Ich rate Erwachsenen, zwei Mal im Jahr solche Präparate während drei Wochen einzunehmen.

Selen und Vitamin E möglichst kombiniert einnehmen

Dabei ist auf Folgendes zu achten: Schwermetalle wie etwa Blei stehen einer Selenverwertung durch den Organismus im Wege. Wer viel mit Blei zu tun hat oder viel Konserven verspeist, die möglicherweise Blei oder andere Metalle aus dem Blech gelöst haben, der braucht besonders viel Selen. Der Genuss von Ketchup, das oftmals mit Zinnsalzen versehen ist, kann die Selenverwertung ebenfalls unmöglich machen.

Auch Zink und Kupfer wirken antioxidativ

Zink und Kupfer sind als essenzielle Spurenelemente ebenfalls unerlässlich. Beide sind für die Aktivität des Enzyms Superoxid-Dismutase (abgekürzt: SOD) erforderlich, das ebenfalls dazu dient, freie Radikale unschädlich zu machen, und dadurch die Tätigkeit der antioxidativen Vitamine C und E ergänzt. Eine Unterversorgung an Zink ist in Deutschland weiter verbreitet, als allgemein bekannt ist. Infolgedessen kann es, unter anderem, zu Störungen der Wundheilung und zu einer Schwächung des Immunsystems kommen; ein Übermaß daran führt ebenfalls zu Schäden. An Kupfer mangelt es relativ selten, und dann muss es ergänzt werden. Allerdings kann man auch davon zu viel bekommen. Falls das Trinkwasser zu sauer ist, löst es aus Kupferleitungen das Spurenelement heraus und transportiert es in die Körper der Konsumenten. Ein Übermaß an Kupfer kann zu Störungen führen wie Nervosität, Reizbarkeit, Lustlosigkeit, Aggressivität, Müdigkeit am Tage und Schlaflosigkeit bei Nacht.

Schutzfaktoren: Lecithin und Knoblauch

Lecithin verhindert Cholesterin-Ablagerungen in den Gefäßen

Schließlich sei noch das Lecithin erwähnt. Es trägt wesentlich dazu bei, dass sich Cholesterin nicht in den Arterien ablagert. Es macht dieses Fett löslicher und verhindert somit Arteriosklerose und damit die Gefahr von Herzinfarkt und Schlaganfall. Die Leber stellt Lecithin in großen Mengen her. Ab einem gewissen Alter, ich rate ab dem 40. Lebensjahr, sollte man Lecithinpräparate zu sich nehmen. Dies muss man nicht regelmäßig tun, doch kurmäßig vielleicht zwei Mal im Jahr. Lecithin stärkt nicht nur die Nerven, sondern schützt auch Herz und Kreislauf.

Sehr oft klagen Patienten schon um das 40. Lebensjahr über unerklärliche Schwindelgefühle, über Gedächtnisstörungen – wobei sie sich haargenau an uralte Dinge erinnern können, doch das, was in der Gegenwart geschieht, sofort wieder vergessen haben. Das so genannte Kurzzeitgedächtnis ist gewissermaßen blockiert. Bei älteren Menschen können diese Gedächtnisstörungen sogar so weit führen, dass sie sich wieder in Kindheit und frühere Jugend versetzt fühlen und sich in der Gegenwart kaum mehr zurechtfinden. Zur Vergesslichkeit können aber auch Schlafstörungen, Niedergeschlagenheit – oder der berühmte »Altersgrant« hinzukommen. Ältere Menschen, die sich mürrisch, einsilbig, störrisch zeigen, sind meistens nicht durch die bösen Erfahrungen des Lebens verbittert, sondern sie erfuhren eine Persönlichkeitsveränderung, weil gewisse Partien ihres Gehirns nicht mehr ausreichend mit Blut versorgt wurden.

Wer sich vor solchen Erfahrungen bewahren möchte, der muss sorgfältig auf erste Warnzeichen achten – und dann sofort handeln. Denn erste zerebrale Durchblutungsstörungen lassen sich heute in ärztlicher Behandlung dank einer Reihe sehr wirksamer Medikamente sehr günstig beeinflussen. Mit modernsten Diagnosegeräten wie etwa der Gefäß-Doppler-Echokardiografie können wir heute den Blutfluss an praktisch jeder beliebigen Stelle des Körpers nicht nur hörbar machen und aus dem Klang des Geräusches sehr genau auf die Durchlässigkeit oder Verengung einer Arterie rückschließen, sondern die Geräte liefern uns

Bei vielen lässt das Gedächtnis schon um die 40 nach

Die Gefäß-Doppler-Echokardiografie spürt Gefäßverengungen auf

auch präzise Aufzeichnungen, vergleichbar einem EKG-Streifen. Leider wird von solchen Möglichkeiten – von Diagnose wie Therapie – immer noch viel zu selten rechtzeitig Gebrauch gemacht.

Mit Knoblauch natürlich dem Gefäßverschleiß vorbeugen

Und wie kann man auf natürliche Weise vorbeugen? Etwa mit Knoblauch? Gewiss. Er hat sich seit Jahrtausenden bewährt und ist neuerdings in seiner blutdruck- und cholesterinsenkenden Wirkung auch bestätigt. Dieser antisklerotische Effekt beruht vor allem auf dem hohen Gehalt an Adenosin und Allicin. Das sind allerdings auch jene Stoffe, die den wenig angenehmen Geruch ausströmen. Wenn Sie statt des natürlichen Knoblauchs Kapseln einnehmen wollen, müssen Sie deshalb darauf achten, dass sie mit dem Knoblauchgeruch nicht auch seine Heilwirkung verloren haben. Die Kapseln müssen Adenosin und Allicin in ausreichenden Mengen enthalten.

In letzter Zeit war viel über die »Wunderwirkung« der so genannten Omega-3-Fettsäuren zu lesen, zu denen neben der Eicosapentaensäure auch noch die Docosapentaensäure gehört. Sie sind vor allem in fetten Fischen aus kalten Gewässern enthalten und haben eine schützende Wirkung auf Herz und Kreislauf. Das beweisen die Eskimos in Grönland in einem unfreiwilligen Experiment: Weil sie mehr Fisch essen als Europäer, bekommen sie seltener einen Herzinfarkt als

Omega-3-Fett-säuren sind in mehrfacher Hinsicht wirksam

diese. Die Omega-3-Fettsäuren wirken in mehrfacher Hinsicht vorbeugend: Sie senken einen erhöhten Cholesterinspiegel, sie verbessern die Fließeigenschaften des Blutes, sie hemmen das Entstehen von Blutgerinnseln. Täglich 30 Gramm bzw. wöchentlich 250 Gramm Fisch wie Makrele, Hering, Heilbutt, Sardinen, Seelachs verringern das Risiko, an einem Herzinfarkt zu sterben, um nahezu 50 Prozent, hat eine Studie in den USA

146

ergeben. Für alle Menschen, die nicht so oft Fisch essen wollen, gibt es entsprechende Präparate mit Omega-3-Fettsäuren, die aus Fischöl gewonnen werden. Zwar sind diese Wirkstoffe auch in Pflanzen enthalten (beispielsweise in Leinöl), aber in einer anderen, kurzkettigen Form, die der menschliche Organismus nicht ausreichend umwandeln und daher auch nicht so positiv nutzen kann.

Schutzfaktoren: Sekundäre Pflanzenstoffe

In früheren Jahrhunderten wurden die in Pflanzen enthaltenen biologisch aktiven schützenden Pflanzenstoffe im Rahmen der Diätetik erfolgreich genutzt, ohne dass die Zusammenhänge im Einzelnen bekannt waren. Nahrungsmittel, Heilkräuter, Tees u. a. waren bei bestimmten gesundheitlichen Störungen »aus Erfahrung wirksam«. Erst die Kenntnis der phytochemischen und pharmakologischen Eigenschaften der Pflanzen lässt uns heute Ernährung als fundierte Therapie einsetzen. Ein Beispiel dafür ist die Nutzung von Knoblauch. Weit mehr als 50 Prozent der Herz-Kreislauf-Erkrankungen können so positiv beeinflusst oder bei rechtzeitigem Eingreifen verhindert werden.

Pflanzen enthalten vielfältige Schutzstoffe

Auch die einzelnen unterschiedlichen Pflanzenstoffe versprechen bei Herz-Kreislauf-Erkrankungen Erfolg. Fettstoffwechselstörungen haben in den letzten Jahrzehnten zugenommen. Cholesterinsenkend wirken die schützenden Phytosterine aus Nüssen, Sonnenblumenkernen und Sesam, die Saponine aus Hülsenfrüchten, die Glukosinolate aus Kresse, Brokkoli, Rettich und allen Kohlarten, die Sulfide aus Knoblauch und Zwiebeln und Ballaststoffe. Diese sekundären

Phytosterine gegen zu hohen Cholesterinspiegel

Pflanzenstoffe wirken auch antioxidativ wie auch alle Carotinoide. Antithrombotisch wirken Polyphenole und Sulfide. Blutdruckregulierend wirken die Polyphenole in Brombeeren, Himbeeren, Grünkohl und Weizen, um nur einige aufzuzählen. Sie werden in der Schwarzwald Privatklinik Obertal eingesetzt, um Gefäßschäden zu vermeiden und das Herz zu stützen. Auch hier gilt: Fünf Portionen Obst und Gemüse täglich.

Brombeeren und Grünkohl regulieren den Blutdruck

Herz- und Gefäßtraining von morgens bis abends

Fassen wir als Programm zusammen, was man vom Aufstehen am Morgen bis zum Schlafengehen am Abend tun kann – und tun muss, um das Herz stark und den Kreislauf stabil zu erhalten:

• Stehen Sie rechtzeitig auf. Langes Liegen und Dösen in den Morgenstunden belasten Herz und Kreislauf, weil die unterstützenden Muskelbewegungen fehlen.

Keine Hektik beim Aufstehen

• Springen Sie aber nicht zu plötzlich aus dem Bett, sondern geben Sie dem Körper Gelegenheit, sich der veränderten Situation (aufrechtes Sitzen oder Stehen, eventuell Kälte) anzupassen. Am schonendsten ist das Aufstehen, wenn Sie erst einige Bewegungen mit Armen und Beinen machen, ehe Sie sich aufrichten. Das gilt vor allem für Menschen mit einem kranken Herz und für ältere Menschen: Der Herztod ereignet sich am häufigsten in den frühen Morgenstunden!

• Nehmen Sie sich nach dem Aufstehen Zeit, lassen Sie keine Hetze aufkommen, sondern treten Sie an das offene Fenster und atmen Sie tief ein und aus. Machen Sie einige Minuten lang gymnastische Übungen, damit

148

der Körper warm wird, das Blut in Schwung kommt. Nicht zu zaghaft, aber auch ohne Übertreibungen! Sorgen Sie dabei vor allem für eine Lockerung der Muskeln, das ist wichtiger als Kraftanstrengungen.

• Am besten kommt der Kreislauf danach mit einer Wechseldusche in Schwung. Wenden Sie zunächst für einige Minuten das wohlig warme Wasser an, bis die Haut Ihres Körpers überall, vor allem am Rücken, gerötet ist. Dann folgt ganz kurz, nur für Sekunden, die möglichst kalte Dusche. Schütteln Sie Ihre Glieder – ohne Abtrocknen – vom Wasser frei und schlüpfen Sie in die Kleider. Falls nötig, bewegen Sie sich noch etwas, bis Sie sich wieder wohl und warm fühlen. Nicht direkt unter das kalte Wasser! Das dürften Sie nur, wenn Sie entsprechend trainiert wären. Ansonsten könnte die Anstrengung für das Herz momentan zu groß sein.

Wechselduschen bringen den Kreislauf auf Trab

• Ein sanftes, aber recht hilfreiches Herztraining ist die Kälteanwendung in der Herzgegend. Wenn Sie nicht duschen wollen – oder können –, dann pressen Sie nach dem Waschen und Zähneputzen einen kalten Waschlappen kurz auf die Herzgegend. Halten Sie den Waschlappen zwei, drei Mal unter das kalte Wasser und wiederholen Sie so dieses Training. Sie wissen: Kälte fordert als Reaktion eine auf das Mehrfache gesteigerte Durchblutung. Das Ganze braucht nur jeweils wenige Sekunden zu dauern.

Kältereize trainieren das Herz

• Wenigstens einmal im Laufe des Vormittags und des Nachmittags sollten Sie zwei Minuten finden, in denen Sie »abschalten«, die Augen schließen, um ganz ruhig zu werden. Dies ist ein verkürztes, aber sehr hilfreiches Autogenes Training, das sich sehr positiv auf die »innere Harmonie« auswirkt. Nehmen Sie sich diese Zeit gerade dann, wenn die Hetze sehr groß wird.

• Wenn Sie am Schreibtisch oder am Fließband in übergroßen Stress geraten sind, sollten Sie durch sportliche Betätigung die Stressfolgen abbauen, um Ihr Blut von überschüssigen Fetten und Zucker freizubekommen. Ich habe es schon mehrfach empfohlen: Jeder Betrieb sollte eigentlich eine Sporthalle und ein Schwimmbad besitzen und die Belegschaft anhalten, vor dem Heimgehen wenigstens eine halbe Stunde lang »Dampf abzulassen«. Die Leute kämen nicht nur gelöster und in besserer Laune nach Hause – womit so manche Partnerschaft eine neue Qualität erfahren könnte –, sie blieben auch gesünder, vor allem im Hinblick auf Herz und Kreislauf. Da es solche Einrichtungen noch selten gibt, rate ich dazu, nach der Arbeit ein Schwimmbad aufzusuchen oder sich sonst wie sportlich zu betätigen. Sport am Abend ist das beste Training für Herz und Kreislauf. (Lesen Sie noch einmal, was ich über das Rudern bei Angina Pectoris geschrieben habe.)

Sorgen Sie nach Feierabend für körperlichen Ausgleich

• Je aufregender ein Fernsehabend ist, desto notwendiger ist es, dass Sie sich vor dem Schlafengehen noch einmal an die frische Luft begeben – und wäre es nur für ein paar Schritte um den Block.

• Bevor Sie die Augen schließen und zu schlafen versuchen, müssen Sie sich heiter stimmen. Verscheuchen Sie alle Gedanken, die irgendwie mit Sorgen oder Ängsten belastet sind. Denken Sie nicht an das, was morgen sein könnte, sondern entspannen Sie sich mit schönen, erfreulichen Vorstellungen. Eigentlich sollten Sie stets mit einem Lächeln auf den Lippen einschlafen, denn nur dann wird der Schlaf gesund. Der Moment vor dem Einschlafen ist der günstigste Augenblick für ein Autogenes Training. Entspannen Sie alle Muskeln. Wenn Sie dabei einschlafen – umso besser.

Vor dem Einschlafen Sorgen und Ängste loslassen

• Beachten Sie beim Gefäßtraining die Jahreszeiten: Im heißen Sommer mit warmer Luft brauchen Sie normalerweise keine Hitzeanwendung, sondern das Gegenteil, den Kältereiz. Schwimmen im kalten Wasser bietet den wirksamsten Ausgleich. Im kalten Winter und an feuchtkalten Herbsttagen brauchen Sie keine Kälte, um einen Trainingseffekt zu erzielen, sondern wiederum das Gegenteil, die Wärme. Deshalb sind das die richtigen Zeiten für warme Bäder und Sauna.

Je nach Saison das richtige Gefäßtraining

151

5 Natürliche Heilmethoden für Herz und Kreislauf

Die meisten Herz-Kreislauf-Erkrankungen entstehen leider durch falsche Lebensführung. Diese zu ändern, ist das vordringliche Ziel. Eine Vielzahl von Maßnahmen kann uns dabei unterstützen, erste Beschwerden beheben und eine Verhaltensänderung erleichtern: Eine Vitamin- und Enzymkur putzt die Adern durch, Heilfasten reinigt den Körper von Schlacken. Durchblutungsstörungen reagieren gut auf Sauerstoff- oder Blutverdünnungs-Therapien. Aber auch eine Kombination aus Akupunktur und Homöopathie, pflanzliche Heilmittel und natürlich Entspannungsmethoden sind Erfolg versprechend.

Gefäß-Therapien

Nach allem, was ich bisher dargelegt habe, ist wohl eines deutlich geworden: Mit einer bestimmten Pille, mit gelegentlichen kleineren Anstrengungen, mit einem Verzicht da oder einer Einschränkung dort ist es nicht möglich, Herz und Kreislauf gesund zu erhalten. Das pulsierende Lebensantriebssystem unseres Körpers ist zwar unvorstellbar zäh und kann unendlich viel einstecken. Manche gravierenden Fehler vermag es bis

Nur stetes Bemühen erhält Herz und Kreislauf gesund

152

zu 20 Jahre lang immer wieder zu korrigieren, zumindest irgendwie auszugleichen. Doch irgendwann sind dann die Schäden oder Behinderungen so groß geworden, der Verschleiß oder die Übermüdung so stark, dass die Gefahr eines Zusammenbruchs mehr und mehr wächst. Und dann ist es auch für den Arzt oftmals kaum mehr möglich, eine einigermaßen stabile Gesundheit wiederherzustellen.

Ich sage es ungern, weil es wie ein Vorwurf klingt, doch ich muss es erwähnen: Die meisten Herz-Kreislauf-Kranken verdanken ihr Leiden nicht einer angeborenen Anfälligkeit oder Schwäche, sondern dem eigenen Fehlverhalten. An Erkenntnis fehlt es kaum. Sehr viele Menschen wissen sogar sehr genau, wie mörderisch sie mit ihrem Herz umgehen. Doch sie sind nicht in der Lage, ihrem Leben die Wende zu geben, die nötig wäre, um Herz und Kreislauf gesund zu erhalten.

Die meisten Herz-Kreislauf-Leiden entstehen aufgrund von falscher Lebensführung

Das beginnt damit, dass junge Mütter während der Schwangerschaft rauchen – obwohl sie wissen, dass ihr Baby mitrauchen muss und es dadurch zu Mangelversorgung und Entwicklungsstörungen des Kindes kommt. Das geht weiter über eine geradezu katastrophale Ernährung unserer Kinder und Jugendlichen, die ihren Hunger mit übersüßten Getränken und fettstrotzenden Schnellimbissen stillen; das setzt sich fort mit Prüfungs- und Karrierestress. Mit 30 Jahren aber haben sie dann bereits die Blutgefäße eines 50-Jährigen, das Herz eines alten Menschen.

Schon Kinder sind häufig fehlernährt

Es kann längst keinen Zweifel mehr geben: Die Bekämpfung der Herz-Kreislauf-Erkrankungen darf nicht länger im Altenheim beginnen – während man davor nur darauf wartet, dass ein höllischer Schmerz unter dem Brustbein anzeigt: Nun hat dich der Herzinfarkt

153

Vorbeugung muss im Kindergarten beginnen

erwischt! Wenn wir den sinnlosen Herztod besiegen wollen, müssen wir im Kindergarten anfangen. Mit einer gezielten Erziehung, die eine vernünftige Lebenseinstellung vermittelt. Unsere Kinder schon müssen lernen, wie man mit den Zwängen des Lebens richtig umgeht und wie man zum inneren Glück und zur inneren Zufriedenheit finden kann; wie man sich richtig ernährt; wie man Konflikte löst; wie man sein Herz trainiert, schont, beruhigt, entspannt.

Die Herztod-Ziffern wären noch sehr viel höher, verfügten wir nicht glücklicherweise über eine Reihe sehr hilfreicher, natürlicher Methoden, dem geschundenen Herz und dem gequälten Kreislauf Entlastungen und Befreiungen zu bieten. Wir könnten noch viel mehr Unheil verhüten, würden diese Hilfen rechtzeitig in Anspruch genommen und nicht erst dann, wenn der »Schuss vor den Bug« bereits erfolgt ist, das Herz also sehr deutlich zu verstehen gab, dass es nicht mehr kann. Es ist ein Wunder für sich, dass dieser kräftige Muskel nach einem Infarkt überhaupt in der Lage ist, diesen Schaden zu reparieren. Denn auch in diesem Fall darf es sich ja keine Ruhe gönnen. Man kann es nicht einfach wie schmerzende Wadenmuskeln hoch lagern und ausruhen lassen. Es muss unentwegt weiterarbeiten. Schlag um Schlag, Sekunde um Sekunde. Und das, obwohl ein Muskelstrang nicht nur ausfällt, sondern als zerstörtes Gewebe abgebaut und ersetzt werden muss. Ich habe immer wieder darauf hingewiesen: Auch ein Infarkt und ein Schlaganfall trifft einen nicht wie der berühmte Blitz aus heiterem Himmel, nicht ohne deutliche Ankündigungen. Weil das so ist, habe ich erhebliche Zweifel daran, ob jene, die so genau wissen, dass sie ihrem Herz pausenlos Schaden zufügen, sich überhaupt einmal klar gemacht

Das Herz muss ohne Pause arbeiten, auch nach einem Infarkt

haben, wie einfach es sein könnte, die Katastrophe noch rechtzeitig zu verhindern, und wie leichtfertig sie mit dem Leben spielen, wenn sie diese Chance nicht wahrnehmen. Vielleicht hat die Tatsache, dass so viele heute nicht nur einen, sondern sogar zwei oder drei Herzinfarkte überleben, die Leichtfertigkeit noch verstärkt: »Wenn es mich trifft, dann muss ich halt dafür sorgen, dass möglichst rasch ein Arzt mit der notwendigen Spritze zur Stelle ist und mich rettet«, sagen viele – und fordern sich das Letzte ab, weil sie sich einbilden, ohne sie blieben alle Räder stehen und gerate die Welt aus den Fugen. Nicht einmal die Erfahrung der Todesnähe während eines Infarkts zwingt viele Patienten zu einem Umdenken. Der Experte für kardiologische Rehabilitation, Professor Dr. Max J. Halhuber, musste feststellen, dass ein ganzes Drittel ehemaliger Herzinfarktpatienten wieder raucht – obwohl ihnen sehr eindringlich erklärt wurde, dass ihr Rauchen zum Erstinfarkt beigetragen hat und ein enormes Risiko für einen erneuten Infarkt darstellt. Viele glauben einfach, die Nitro-Kapsel, die sie bei sich tragen, schütze sie jederzeit vor dem Schlimmsten. Und wenn auch sie versagen sollte, könnten sie sich ja immer noch einer Bypass-Operation unterziehen. Medizinische Kunst ist wohl auf keinem anderen Gebiet so direkt selbst zum Risikofaktor geworden, weil die Hoffnung darauf zur falschen Lebensweise verleitet und Millionen Menschen daran hindert, sich um die eigene optimale Gesundheitsvorsorge selbst zu bemühen.

Manche Menschen kann nicht einmal ein Herzinfarkt zur Umkehr zwingen

Es ist notwendig, den Verharmlosungen des Infarkts und des Schlaganfalls entgegenzutreten. Noch immer sterben über die Hälfte aller Menschen, die einen Herzinfarkt erleiden, nämlich rund 60 Prozent, an diesem Infarkt. Und das kann so schnell gehen, dass die

60 Prozent der Herzinfarkte sind tödlich

meisten von ihnen die Einlieferung ins Krankenhaus gar nicht mehr erleben. Beim Schlaganfall ist es ähnlich: Die Sterberaten sind in den letzten Jahren zwar zurückgegangen, doch viel zu viele Patienten erleiden schwerste Lähmungen, die ein lebenswertes Leben nach der Katastrophe verhindern. Selbst wenn alles gut überstanden ist: Das unsichere Leben mit der Nitro-Kapsel kann nicht erstrebenswert sein. Und eine Bypass-Operation ist nach wie vor ein schwerer Eingriff – eine »Reparatur«, die heute bei speziellen Innenauskleidungen der »Stents« bessere Erfolge zeitigt. Sicher sollte aber alles darauf hinauslaufen, derartige Operationen überflüssig zu machen.

Bereits Jugendliche sind Herzinfarktgefährdet

Und noch eines muss in aller Deutlichkeit gesagt werden: Es gibt schon 17-Jährige, die einen Herzinfarkt erleiden. Es wäre also töricht, sich bis zum 50. Lebensjahr in Sicherheit zu wiegen, in der Vorstellung, dann ist immer noch Zeit, vernünftig zu werden.

Mit relativ einfachen und ganz natürlichen Mitteln kann dagegen nahezu jedes Risiko abgebaut werden – vorausgesetzt, man rafft sich rechtzeitig auf und nimmt seine Gesundheit ernst. Dabei braucht man sich keineswegs groß in Verzicht zu üben, alles zu meiden, was Spaß bereiten könnte. Es stimmt einfach nicht, dass ein gesundes Leben fad, langweilig, uninteressant ist. Im Gegenteil: Weil es die Lebensqualität anhebt, bringt es auch mehr Freude und Befriedigung.

Großreinemachen in den Arterien

Die Therapie, die die Adern »putzt«

Die Therapie, die die Adern »putzt« und die Funktion der Innenauskleidung der Adern (Endothel) verbessert, ist schonend und verträglich und birgt keine Risiken. Das Besondere an der in der Schwarzwald Privatklinik

156

Obertal entwickelten Gefäßtherapie ist, dass nicht operiert und nicht mechanisch vorgegangen wird. Es wurde eine Mischung aus bestimmten Vitalstoffen entwickelt, die die Patienten mit Gefäßproblemen im Anfang häufiger als Infusion oder Injektion erhalten.

Ein Vitalstoff-Mix putzt die Gefäße durch

Am Anfang einer solchen Therapie steht ein in der Schwarzwald Privatklinik Obertal durchgeführtes Blut-Screening-Verfahren, um Hinweise auf eine schlechte Fließfähigkeit und verminderte Sauerstofftransportkapazität des Blutes zu erhalten, ungünstige Blutfettspiegel zu erfassen sowie zu erfahren, ob eine erhöhte oxidative Belastung und/oder ein erhöhter Homocysteinspiegel vorliegt. Eine Blutprobe genügt, um dem Patienten sagen zu können, ob er mit einem normalen oder erhöhten Risiko für Gefäßprobleme lebt.

Diese umfassende Möglichkeit zur Risiko-Analyse ist wichtig. Noch wichtiger aber ist, die erkannten Risikofaktoren zu minimieren und besonders die so bedrohliche Hyperhomocysteinämie zu bekämpfen.

Ein Zuviel an Homocystein schadet dem Gefäßendothel

Hyperhomocysteinämie führt zu einer Schädigung der Innenhaut der Gefäße (Endothel); fördert die Verstopfung der Gefäße; verschlechtert die Durchblutung und schädigt damit nicht nur das Herz-Kreislauf-System, sondern auch alle vitalen Organe. Die Behandlung der Hyperhomocysteinämie beruht dabei auf einem einfachen Prinzip. Werden dem Körper die B-Vitamine, die ihm fehlen, in ausreichender Dosis zugeführt, kann er das erhöhte Homocystein in erforderlicher Menge abbauen. Infolgedessen sinkt ein erhöhter Homocysteinspiegel und mit ihm das Risiko, an Arteriosklerose und deren fatalen Folgen zu erkranken.

Bei der Therapie, die die Adern »putzt«, beginnen die Ärzte der Schwarzwald Privatklinik Obertal die Behandlung, indem sie die festgestellten Risikofaktoren wenigstens mindern, wenn nicht gar beheben und die schützenden Faktoren fördern. Hier wird besonders das erhöhte Homocystein mit Injektionen von Novirell B®, Mono und Duo, und Folarell® in höherer Dosierung und zur schnelleren Verfügbarkeit von Folat, Vitamin B_6 und B_{12} gesenkt. Eine optimale Bereitstellung von Energie wird mithilfe von Vitamin B_1 erreicht. Besonders für den betagten Patienten sind für eine optimale Energiebereitstellung häufig auch noch Q10 (Ubichinon Q10) und L-Carnitin hilfreich. Für die Zeit nach der Behandlung bei uns sorgt der Patient mit der Einnahme einer Brausetablette Vicoferell® Plus (rezeptfrei in der Apotheke) dafür, dass nicht erneut Homocystein im Übermaß entsteht. Die darin enthaltene Menge an B-Vitaminen dient auch hervorragend zur Vorbeugung der Arteriosklerose. Wer Vicoferell® Plus täglich anwendet, der hält den Homocysteinspiegel in gesunden Grenzen und kann dadurch Herzinfarkt oder Schlaganfall oder Raucherbein von Anfang an vorbeugen.

Eine Brausetablette täglich hält das Homocystein in Grenzen

Zu dieser Maßnahme rate ich Menschen bereits im Alter ab 30 Jahren. Und dafür sprechen gute Argumente: Allein durch ausreichende Zufuhr der B-Vitamine könnten in jedem Jahr mehr als 15 000 Deutsche vor dem Herztod gerettet werden, wie Experten errechnet haben.

Heilfasten: Das Geschenk neuer Jugend

Heilfasten ist Balsam für Herz und Kreislauf

Wohl das Beste überhaupt, was man für Herz und Kreislauf tun kann, ist eine Heilfasten-Therapie unter Kontrolle des kundigen Arztes. Da ich diese Therapie in meinem Buch *Heilfasten* ausführlich beschrieben habe, kann ich mich hier auf das Wesentliche beschränken und einige Missverständnisse ausräumen, die es gerade in jüngster Zeit gegeben hat.

• Wirklich sinnvoll und therapeutisch voll wirksam ist das Heilfasten nur, wenn man dabei voll »abschalten« kann, sich also vom beruflichen wie auch privaten Alltag absetzt, sich Zeit nimmt und bereit ist, sich ausschließlich für rund drei Wochen nur der eigenen Gesundheit zu widmen. Man muss sich von vornherein darauf einstellen, dass dieser Augenblick nicht nur zu einer körperlichen Regeneration, sondern zugleich zu einem geistig-seelischen »Reinen-Tisch-Machen« wird. Fragen nach dem Sinn des Lebens, der Einstellung zu Beruf und Lebenszielen lassen sich nicht mehr überspielen. Schwere Konflikte drängen nach einer Klärung. Nicht zuletzt diese »psychotherapeutische« Komponente macht das Heilfasten so wertvoll. Wer sich einer Heilfasten-Therapie unterzogen hat, ist ein anderer Mensch geworden. Das habe ich zigtausend Mal miterlebt.

Heilfasten wirkt am besten, wenn man den Alltag hinter sich lässt

• Das Heilfasten ist als »Operation ohne Messer« bezeichnet worden. Diese Bezeichnung ist treffend. Tatsächlich löst der Körper, dem 15 bis 18 Tage lang alle Nahrung entzogen wird, nicht nur oberflächliche Ablagerungen in den Gefäßen, so wie eine Bürste Beläge abkratzt, sondern er zieht Fette und Kalk auch aus tieferen Gewebsschichten heraus. Dabei räumt er immer zuerst das weg, was nicht lebensnotwendig in den Körper hineingehört, was überflüssig oder krankhaft ist. Muskeln werden beispielsweise nur dann abgebaut, wenn sie während des Fastens nicht gebraucht werden. Deshalb ist die sportliche Betätigung während des Fastens geradezu unverzichtbar. Nur weil der fastende Körper zu entrümpeln vermag, also im Kör-

Heilfasten – die Operation ohne Messer

*Ab dem dritten Tag
verschwindet das
Hungergefühl*

per Verwertbares vorfindet, kann man überhaupt zwei, drei Wochen lang auf Nahrung verzichten. Dabei verschwindet das Hungergefühl um den dritten Tag, sodass der Fastende nicht etwa leidet, sondern im Gegenteil sich entlastet, heiter, gelegentlich geradezu euphorisch gestimmt fühlt.

• Beim Heilfasten geht es nicht in erster Linie um den Abbau überflüssiger Körperpfunde, obwohl er meistens ein willkommener, heilsamer Nebeneffekt ist. Wichtiger ist die Reinigung der Blutgefäße, die vorübergehende Entlastung des Körpers von der Verdauungsarbeit, die Regulierung von Fett- und Zuckerstoffwechsel, die Neuformierung des Immunsystems, das sich in der Phase des Fastens deutlich erholen und umorientieren kann. Mit dem richtigen Fasten lassen sich somit neben der Arteriosklerose und anderen Herz-Kreislauf-Störungen eine ganze Reihe schwerer und schmerzhafter Krankheiten beseitigen.

• In den letzten Jahren haben Massenblätter versucht, in der Öffentlichkeit den Eindruck zu erwecken, als handelte es sich beim Heilfasten um ein höchst gefährliches und letztlich nutzloses Hungern, bei dem der Blutdruck dramatisch absinken und viele Funktionen des Körpers heillos durcheinander geraten können. Grundtendenz der Attacken: Geschickte Geschäftemacher haben es verstanden, andere hungern zu lassen – und daran gleichzeitig viel Geld zu verdienen. Man nimmt den Leuten mit großen Versprechungen das Essen weg und lässt sie dafür auch noch bezahlen. Gleichzeitig konnte man von Gewaltmärschen Fastender über die Alpen lesen – durchgeführt ohne jegliche ärztliche Betreuung. Beides ist Unsinn. Selbstverständlich gehört die sorgfältige Betreuung des Fastenden durch den fachkundigen Arzt zum Heilfasten. Damit

*Nur unter ärztlicher
Kontrolle fasten*

können aber alle problematischen Zwischenfälle von vornherein ausgeschlossen werden. Bei über 50 000 Heilfasten-Therapien, die unter meiner Leitung durchgeführt wurden, kam es zu keiner einzigen bedrohlichen Komplikation. Klinische Voruntersuchungen, umfangreiche Check-ups, labormedizinische Verlaufskontrollen und ärztliche Führung machen diese Ganzheitsmethode zum sichersten, natürlichsten und effektivsten Heilverfahren.

Nicht fasten darf, wer von seiner biologischen Verfassung – nicht vom tatsächlichen Alter her – zu alt dazu ist. Es gibt durchaus 70-Jährige, für die das Heilfasten noch lohnend sein kann. Ebenfalls Abstand nehmen muss, wer fiebrig erkrankt ist oder gar an einer Tuberkulose leidet, wer durch eine Krebserkrankung schon stark entkräftet ist, wer unter einer starken Überfunktion der Schilddrüse, an einem frischen Magen- oder Darmgeschwür oder an einer Geisteskrankheit leidet. Allein schon diese wenigen Kontraindikationen zeigen, wie ungefährlich das Heilfasten unter ärztlicher Betreuung tatsächlich ist. Selbst ein überstandener Herzinfarkt oder Schlaganfall wäre für das Heilfasten kein Hinderungsgrund.

Nicht jeder darf fasten

Und wer sollte fasten? Eigentlich jeder schon etwa ab dem 35. Lebensjahr, ob er nun übergewichtig ist oder nicht. Dringend zu empfehlen ist es allen, die unter starken inneren Anspannungen stehen, die spüren, dass es an der Zeit wäre, etwas für Herz und Kreislauf zu tun. Der stark Übergewichtige darf mit Gewichtsreduzierungen rechnen, ein Kilo an den ersten drei Tagen, danach täglich bis zu einem Pfund. Bei einer 18-tägigen Therapie ergibt das – individuell unterschiedlich – eine spürbare Erleichterung und wirksame Entlastung.

Wer sich innerlich sehr angespannt fühlt, sollte das Fasten ausprobieren

Fasten nach F. X. Mayr

F. X.-Mayr-Fasten zur Darmsanierung

Eine andere Form des Fastens wird ebenfalls in unserer Klinik durchgeführt und eignet sich auch für ältere Patienten mit Herz-Kreislauf-Beschwerden. Auch hier liegt der Schwerpunkt weniger auf der Reduzierung des Übergewichts. Vielmehr wird beim Fasten nach F. X. Mayr Wert auf die Umstimmung, Entgiftung und Entsäuerung des Organismus sowie auf die Sanierung des Darmes gelegt.

Nach der internistischen Untersuchung und speziellen Diagnostik nach F. X. Mayr wird ein individueller Diät- und Behandlungsplan für die Patienten erstellt. Sie erhalten in der Regel drei Mal wöchentlich die ärztlich durchgeführte manuelle Bauchbehandlung nach F. X. Mayr. Diese, auf Druck und Entlastung beruhende atemsynchrone Behandlung steigert die Darmtätigkeit, verbessert die Zirkulation von Blut und Lymphe im Bauchraum und intensiviert die Atmung und damit die Sauerstoffversorgung des Körpers.

Eine Kombination des Fastens mit speziellen Massagen und Entsäuerungsbädern, kontrolliertem Körpertraining, Sauerstoff-Therapie und Entspannungsmethoden ist günstig. In manchen Fällen sind zusätzliche Therapiemaßnahmen erforderlich.

Essverhaltenstraining sichert den Therapie-Erfolg

Das Essverhaltenstraining, das in unserer Klinik durchgeführt wird, ergänzt die Fasten-Therapien und lässt sie dauerhaft erfolgreich sein.

Ozon-Sauerstoff-Therapie: Die Blutauffrischung

Da Sauerstoff für das organische Leben die eigentliche Grundvoraussetzung darstellt und nur dort in unserem Körper gesunde Lebendigkeit gegeben ist, wo der Sauerstoff in ausreichendem Maß hingelangt, hat man sich immer schon überlegt, wie es zu schaffen sein könnte, diesen Sauerstoff direkt in schlecht oder gar unterversorgte Gebiete zu bringen, wie ganz allgemein die Sauerstoffversorgung des Körpers noch verbessert werden könnte. Ein Weg wäre, nicht Luft, sondern dieses Gas mehr oder weniger rein einzuatmen. Das kann man auch tun. Und es wird gegebenenfalls sehr segensreich angewendet. Doch dort, wo das Blut einer Gefäßentartung wegen nicht hingelangen kann, kommt damit naturgemäß auch der Sauerstoff nicht hin. Der einfachste Weg wäre deshalb, Luft oder Sauerstoff nicht über die Lunge zu führen, sondern direkt ins Blut oder an Ort und Stelle dorthin zu bringen, wo der Körper Mangel leidet. Das ist allerdings nicht möglich.

Mehr Sauerstoff für schlecht versorgte Körperregionen

Nun gibt es jedoch eine zweite Sauerstoffart, das Ozon. Es entsteht etwa bei Gewitter, in hohen Luftschichten durch die Sonneneinstrahlung und durch die Höhensonne. Wenn man sie zu lange eingeschaltet hat, kann man dieses Ozon an seinem stechenden Geruch wahrnehmen. Dieses Ozon ist so aggressiv, dass selbst Silber in seiner Gegenwart oxidiert. Als Sauerstoffersatz kommt das Ozon in reiner Form deshalb auch nicht infrage. Mischt man Sauerstoff nun allerdings kleinere Mengen Ozon bei, dann erhält man ein sehr heilsames Gemisch, das Krankheitserreger abtötet und die Sauerstoffversorgung um ein Vielfaches verbessert. Möglicherweise sind wir bei schönem Wetter deshalb für Infektionen weniger anfällig, weil die Luft ozonhaltiger ist und damit weniger Keime enthält.

Ozon an sich ist ein hochaggressives Gas

Das Ozon-Sauerstoff-Gemisch nun kann man tatsächlich aber auch direkt in das Blut geben. Und zwar mit Injektionen unter die Haut, in den Gesäßmuskel oder

Ozon plus Sauerstoff hat schon manches Raucherbein gerettet

bei Durchblutungsstörungen im Bein direkt in eine Beinarterie. Diese Methode ist heute dank verbesserter Technik ungefährlich und sehr effektiv. Schon manches »Raucherbein« konnte dank einer Ozon-Sauerstoff-Therapie vor der Amputation gerettet werden. Häufiger angewendet werden heute Ozon-Eigenblut-Infusionen. Dabei werden dem Patienten bis zu 200 Kubikzentimeter Blut aus der Vene entnommen. Dieses Blut wird mit dem Ozon-Sauerstoff-Gemisch angereichert und dann dem Patienten durch Infusion körperwarm wieder zurückgegeben. Dieser Vorgang dauert nur 15 Minuten. Die Reinfusion empfiehlt sich bei allgemeinen Blut-Kreislauf-Störungen und bei Durchblutungsstörungen, die nicht direkt zugänglich sind, etwa bei der Angina Pectoris oder bei Durchblutungsstörungen in der Leber. Sie eignet sich auch zur Behebung kleinerer Herz-Kreislauf-Störungen. Denn nachweislich lassen sich damit Fettstoffwechsel-Störungen und Zuckerstoffwechsel-Störungen bessern und somit die Arterioskleroserisiken senken. Zugleich wird der Hirnstoffwechsel deutlich aktiviert. Diese Therapie kann mit Antioxidanzien aus dem Vital-Plus-Programm kombiniert werden, wodurch sie noch schonender und wirksamer wird.

Hämodilution: Das Blut wird »flüssiger«

Bei Übergewichtigen sind häufig die roten Blutkörperchen vermehrt

Speziell bei übergewichtigen Patienten stellen wir bei der Erstuntersuchung oft eine abnorme Vermehrung der roten Blutkörperchen fest. Ihr Blut ist, einfach ausgedrückt, zu dick. Meistens sind diese Blutkörperchen auch noch starr. Das bedeutet, sie lassen sich nicht mehr verformen, weshalb sie dann in den feinsten Kapillaren, die enger sind als ihr Durchmesser, stecken bleiben. Damit ist vor allem die periphere Durchblutung gestört.

In solchen Fällen empfiehlt sich, um die Thrombosegefahr zu bannen und eine bessere Gehirndurchblutung und Mikrozirkulation zu erreichen, die so genannte Hämodilution, die Blutverdünnung, die man als eine Weiterentwicklung des Aderlasses bezeichnen könnte: Wenn wir also den »Hämatokrit-Wert« ermittelt, das heißt, labortechnisch die Blutzellen gezählt haben und dabei feststellen, dass er zu hoch ist, entnehmen wir dem Patienten zwischen 100 und 250 Milliliter Blut aus der Vene. Das entnommene Blut wird dann durch eine Stärkelösung ersetzt. Dies wird, im Rhythmus von zwei Tagen, so lange wiederholt, bis die Werte im Normalbereich liegen. Mit der Stärkelösung wird zugleich erreicht, dass die roten Blutkörperchen wieder verformbar werden, sodass das Blut auch wieder bis in die Endbezirke des Kreislaufs vordringen und dort seine Arbeit tun kann.

Blutverdünnung verbessert die Mikrozirkulation

Enzymtherapie: Die Blutreinigung wird verbessert

Von den Enzymen spricht man erst seit wenigen Jahrzehnten. Vorher nannte man diese lebenswichtigen Vitalstoffe Fermente. Sie regeln so gut wie alle biochemischen Prozesse. Ohne Enzyme kämen diese entweder gar nicht zustande, oder sie würden nur so langsam ablaufen, dass ein Leben unmöglich wäre. Enzyme müssen die Nahrung aufspalten oder umbilden, bis ihre Bausteine vom Blut aufgenommen werden können. Wobei es spezielle Enzyme für Kohlenhydrate, für Fette und für Eiweiß gibt. Enzyme sind beteiligt, wenn das Blut Sauerstoff aus der Luft löst und aufnimmt. Enzyme hindern das Blut an der Gerinnung

Ohne Enzyme könnten so gut wie alle biochemischen Prozesse überhaupt nicht ablaufen

165

Enzyme sind die »Kuppler« des Organismus

– und sorgen für die Gerinnung im Augenblick einer Verletzung. Praktisch immer und überall in unserem Körper wirken Enzyme. Sie sind hoch spezialisierte »Biokatalysatoren«, das heißt: Sie erfüllen eine Art »Kupplerfunktion«, gehen zunächst mit einer Substanz eine Verbindung ein, bis diese so beschaffen ist, dass sie selbst nun verbindungsfähig geworden ist. Hat eine Verbindung mit einer dritten Substanz stattgefunden, ziehen sie sich wieder zurück. Ohne ihre Gegenwart könnten also die beiden Substanzen nicht zusammenfinden. Man kennt heute einige Tausend Enzyme, von denen jedes nur eine einzige, genau begrenzte Aufgabe zu erfüllen hat. Diese Enzyme sind zusammengesetzt aus einem Eiweißkörper und meistens einem Vitamin als Coenzym oder einem Mineralstoff/Spurenelement als Cofaktor, die die Aktivität mitbestimmen.

Unsere Verdauungssäfte enthalten eine Vielzahl von Enzymen

Unser Körper stellt pausenlos Enzyme her. In unserem Speichel sind Enzyme, die vor allem Kohlenhydrate umwandeln. Deshalb wird ein Brotbissen, wenn wir ihn lange genug kauen, süß. Der Umwandlungsprozess von Getreide in Zucker hat bereits begonnen. Der Magen bildet neben anderen Enzymen das Pepsin, das Eiweiß aufspaltet. Unsere Bauchspeicheldrüse stellt täglich bis zu fünf Liter Pankreassaft her – angefüllt mit wertvollsten Enzymen.

Wichtig für uns im Zusammenhang mit Herz und Kreislauf sind vor allem die so genannten proteolytischen Enzyme, also Enzyme, die Eiweiß aufspalten, und die so genannten Lipasen, das sind Fett spaltende Enzyme. Sie gehören nämlich zu den wichtigsten »Aufräumkräften« im Körper. Sie vernichten nicht nur Viren und die »Leichen« abgetöteter Bakterien oder geschädigter Zellen, sondern sie säubern das Blut zugleich von jeglichen Eiweißresten und von überschüssigem

Fett. Deshalb sind sie die eigentlichen Arterien-Putz-kolonnen. Diese Enzyme sorgen auch dafür, dass unser Blut nicht zu »klebrig« wird. Seit längerem weiß man, dass es letztlich Enzyme sind, die den Trauben-saft in Wein verwandeln. Wie immens wichtig die Auf-gabe der Enzyme im menschlichen Körper ist, beginnt man erst heute so richtig zu entdecken. Wenn wir auf eine gute Vitaminversorgung bedacht sind, dann letzt-lich, weil der Körper sie braucht, um Enzyme zu bil-den. Gleiches gilt für die Spurenelemente.

Bei ausgewogener Ernährung ist der gesunde Körper in der Lage, sich selbst mit ausreichend Enzymen zu ver-sorgen. Ob das heute allerdings noch uneingeschränkt gilt, ist fraglich. Die meisten Enzyme sind nämlich sehr hitzeempfindlich. Sie werden schon bei 50 Grad zer-stört. Das bedeutet, dass alles, was gekocht, sterilisiert, pasteurisiert oder auch nur schwach erhitzt wurde, keine Enzyme mehr enthält. Umso wichtiger ist es, dass wir viel Ungekochtes, »Vitales« zu uns nehmen. Viele wertvolle Enzyme sind nämlich in der Milch, die ganz frisch von der Kuh kommt – keine dagegen mehr in der Handelsware. Enzyme sind in rohem Fleisch (Tatar), aber nicht mehr im Braten. Besonders wertvolle Enzyme enthält Ananas.

Wenn einem Patienten Teile des Magens operativ ent-fernt werden mussten, dann fehlen ihm die Magen-enzyme. Damit die Verdauung weiterhin einiger-maßen funktioniert und damit der Körper weiterhin in der Lage ist, Eisen aus der Nahrung zu lösen, muss er diese Enzyme und die Magensäure ersetzen. Wenn die Bauchspeicheldrüse erschöpft ist – und das kann schon um das 40. Lebensjahr der Fall sein –, dann gehen Insulinmangel und Enzymmangel Hand in Hand. Dann allerdings fehlen dem Körper nicht nur

Ohne Vitamine kann der Körper keine Enzyme bilden

Ist die Bauch-speicheldrüse erschöpft, fehlt es uns an Enzymen

Enzymmangel führt zu einer Vielzahl von Beschwerden

wichtige Verdauungskräfte, was sich in Blähungen, Winden, fetten oder eiweißhaltigen Stühlen bemerkbar macht – die Nahrungsstoffe werden vom Körper ausgeschieden, weil er sie nicht mehr »aufschlüsseln« kann –, sondern dann wollen plötzlich Wunden nicht mehr richtig heilen. Es bilden sich hässliche Narben, das Blut wird zu »dick«, es verschlackt. Auf der Haut bilden sich Warzen – und dergleichen Fehler mehr.

Alle diese gesundheitlichen Störungen aber deuten auf einen Enzymmangel hin.

Das eigentliche Problem, dieses Defizit zu beheben, bestand bis vor kurzem in der großen Unbeständigkeit der Enzyme. Man konnte sie zwar aus Pflanzen und tierischem Gewebe isolieren, doch es schien unmöglich, sie haltbar zu machen und so in den Körper zu bringen, dass sie nicht bereits im Magen zerstört werden. Es ist vor allem dem Wiener Arzt Dr. Max Wolf zu verdanken (der nach dem Krieg in New York zu Amerikas Prominentenarzt aufstieg), dass es schließlich gelang, Enzyme in einem bestimmten Emulsionsverfahren so zu stabilisieren, dass sie in Form von Dragees, Salben, Injektionen, Lösungsmitteln angeboten werden können. Davon machen nicht zuletzt Sportler, vor allem Fußballer, Eishockeyspieler, Boxer Gebrauch: Sie nehmen die Enzyme vor dem Kampf ein, damit etwaige Verletzungen schneller heilen, und sie besprühen Wunden sofort mit Enzymen, ebenfalls, um damit eine Beschleunigung der Heilung zu erreichen. Das erklärt, warum die Kampfsportler oft so schnell wieder genesen. In der ärztlichen Praxis sind die Enzyme dabei, eines der wichtigsten natürlichen Heilmittel gegen vorzeitiges Altern, gegen Virusinfektionen, gegen zu hohe Blutfette und Arteriosklerose – und in der Krebsvor- und -nachbehandlung zur Bekämpfung von Metasta-

Sportler nehmen Enzyme, um schnell wieder fit zu werden

sen zu werden. Enzyme haben praktisch keine nachteiligen Nebenwirkungen. Man kann sie auch nicht überdosieren. Wir in der Schwarzwald Privatklinik Obertal setzen die Enzymtherapie mehr und mehr als begleitende Maßnahme bei Arteriosklerose, speziell beim »Raucherbein« und ähnlichen arteriellen Durchblutungsstörungen, ein. Außerdem verabreichen wir die Enzyme bei zu hohen Blutfettwerten und Gerinnungsstörungen des Blutes (Thrombosegefahr).

Enzyme haben so gut wie keine Nebenwirkungen

Die Sanotrop-Therapie – synergistische Kombination von Homöopathie und Akupunktur

Diese so wirkungsvolle Sanotrop-Therapie ist von den Ärzten der Schwarzwald Privatklinik Obertal 1997 entwickelt worden und wird seit 1998 mit großem Erfolg angewandt. Die Sanotrop-Therapie vereint die positiven Wirkungen der 300 Jahre alten Homöopathie mit denen der über 2 000 Jahre alten Akupunktur im Sinne der Homöopunktur. Während die Homöopathie schonend Ähnliches mit Ähnlichem heilt, hilft die Akupunktur dabei, wieder eine ausgeglichene und harmonische Innenwelt zu erlangen.

Organbezogene Sanotropika – das heißt homöopathische Einzelmittel in der Kombination der Potenzen D4, D8 und D12 – werden in charakteristische individuell ausgewählte Akupunkturpunkte, Schmerzpunkte oder Segmente der Haut injiziert. Durch die gesetzten Reize wird die Aktivität der Organe und damit der Stoffwechsel verbessert und harmonisiert. Sowohl eine Optimierung der Leistung der Zellen (histiotrope Wirkung), der Organe (organotrope Wirkung), aber auch der Organfunktion (funktiotrope Wirkung) wird so im Sinne der Regulations- und Ordnungstherapie

Homöopathische Mittel werden in Akupunkturpunkte injiziert

169

hin zum Gesunden erreicht. So gelingt mithilfe der Sanotrop-Therapie auch eine positive nebenwirkungsarme Beeinflussung des Herz-Kreislauf-Systems.

Die pflanzlichen Sanotropika stammen aus ökologischem Anbau.

Sanotropika sind:
- Articurell® als Gelenk-Spezifikum und Spezifikum für den Stütz- und Bewegungsapparat,
- Berberell® als Muskel-Spezifikum,
- Cortirell® als Nebennieren-Spezifikum,
- Cororell® als Kreislauf-Spezifikum,
- Dermarell® als Haut-Spezifikum,
- Hepatorell® als Leber-Spezifikum,
- Maflurell® als RES-Spezifikum,
- Nuvorell® als Magen- und Darm-Spezifikum,
- Ovarell® als Ovar-Spezifikum (Eierstock),
- Pancrearell® als Bauchspeicheldrüsen-Spezifikum,
- Prostarell® als Prostata-Spezifikum (Vorsteherdrüse),
- Pulmorell® als Lungen-Spezifikum,
- Renorell® als Nieren-Spezifikum,
- Testerell® als Testes-Spezifikum (Hoden),
- Veronell® als Venen-Spezifikum.

Grundsätzlich gilt, dass eine optimale Funktion aller Organsysteme, vor allem des Herz-Kreislauf-Systems, Grundvoraussetzung für einen gesunden Körper und eine optimale Lebensqualität ist.

Weißdorn stärkt das Herz

Hier einige Beispiele für Sanotropika, die besonders auch das Herz-Kreislauf-System positiv beeinflussen:
- Cororell® als Herz-Spezifikum aus Weißdorn (Crataegus) bei Herz- und Kreislauferkrankungen wie Herz- und Kreislaufstörungen, Herzschwäche, Altersherz, Herzrhythmusstörungen, Angina Pectoris, Störungen des Blutdrucks wie Hochdruck oder zu niedriger Blutdruck.

• Ginkgorell® als Gehirn-Spezifikum aus Ginkgo biloba (Tempelbaum) zur Vitalisierung und Regeneration für einen optimalen Blutkreislauf, eine bessere Gehirnfunktion, bei zerebraler und peripherer Durchblutungsstörung, Kopfschmerz, Migräne, Neuralgien, Schwindel, allgemeiner geistiger Leistungseinbuße, Hirnleistungsstörungen wie Konzentrationsstörung, Gedächtnisstörung, Denkstörungen, Erschöpfungssyndrom, Antriebslosigkeit, Motivationsmangel, Nervenschwäche.

Gingko biloba macht geistig fit

• Cortirell® (Cortisonum D8) wirkt als Nebennieren-Spezifikum auf die Funktion des Ordnungsystems ausgleichend und ist angezeigt bei allen Entzündungen von Muskeln, Schleimhaut sowie Erkrankungen der Atemorgane, aber auch bei Blut- und Gefäßerkrankungen.

• Berberell® Muskel-Spezifikum aus Berberis (Berberis vulgaris) bei Muskelschwäche, Mattigkeit, Steifigkeit.

Immuntherapien

Thymosand®-Therapie: Die »Nachschulung« des Immunsystems

Die Sanotrop-Therapie nutzt die Möglichkeit, auch das Immunsystem positiv zu beeinflussen, und ich habe es auch bei der Darstellung der Risikofaktoren schon angesprochen: Mehr oder weniger alle gesundheitlichen Störungen haben letztlich mit einer Schwächung, einer Irritation, einer Fehlfunktion unseres Immunsystems zu tun. Vor allem chronische Leiden stehen immer in einem direkten Zusammenhang mit schweren Fehlern der körpereigenen Ordnungs- und Abwehrkräfte. Deshalb mein Aufruf zum gezielten »Immun-Training« (in meinem gleichnamigen Buch).

An praktisch allen Erkrankungen ist das Immunsystem beteiligt

Bei jeder Erkrankung auch an eine Allergie denken

Deshalb auch meine ständigen Ermahnungen: Denkt bei jeder Erkrankung an die Möglichkeit, es könnte sich dabei um eine Allergie handeln. (Näheres finden Sie in meinem Buch *Allergie Stopp.*) In der Tat: Wer denkt bei einer Hypertonie schon daran, der erhöhte Blutdruck könnte das Ergebnis einer Allergie sein? Wer hält es für möglich, dass seine Arteriosklerose etwas mit verwirrten oder fehlgeleiteten Abwehrkräften zu tun haben könnte?

Nicht so sehr an der Herz-Kreislauf-Störung selbst, sondern mehr noch am Umfeld sonstiger Unstimmigkeiten kann der Arzt oft unmissverständlich ablesen, dass zur Behandlung der vorliegenden Krankheit eine »Nachschulung« der Abwehrkräfte nötig ist. Dann raten wir dem Patienten, eventuell neben einer Heilfasten-Therapie auch eine Thymosand®-Therapie durchzuführen. Das ist in sehr vielen Fällen bei Patienten ab dem 40. Lebensjahr nötig. Bei ihnen kann infolge pausenloser Infektionen, die niemals richtig ausgeheilt sind, infolge übermäßiger Stressbelastung und einer falschen Ernährungsweise das Immunsystem ebenso erschöpft sein, wie es beispielsweise die Bauchspeicheldrüse ist. Dann kommen zu den Fett- und Zuckerstoffwechsel-Störungen auch noch unzulängliche Abwehr- und »Aufräumarbeiten« im Organismus hinzu. Und ein Fehler verstärkt den anderen. Die Gefahr ist recht groß, dass Krankheitserreger in bestimmten Bezirken geduldet, vielleicht nicht einmal mehr als Bedrohung erkannt werden. Vielleicht werden sie auch nur noch vernichtet, aber nicht mehr weggeräumt, weil das Antigen-Antikörper-Geschehen nicht mehr optimal funktioniert. Oder die Abwehrkräfte greifen sogar den eigenen Körper an, weil sie verlernt haben, was eigen und fremd ist. Möglicherweise

Nicht richtig ausgeheilte Infekte belasten das Abwehrsystem

ist zumindest die eine oder andere Arteriosklerose doch so zu erklären, dass Infektionen, Entzündungen in den Blutgefäßen den Anfang der Gefäßentartung bilden.

Wie auch immer: Wenn das Immunsystem nicht mehr schlagkräftig und sicher zupacken kann, nützen oft viele Heilversuche auch bei Herz-Kreislauf-Erkrankungen nur wenig, weil die Besserung nur vorübergehend wäre und sich sehr bald das alte Übel wieder einstellen müsste. Deshalb muss neben anderen Maßnahmen auch immer für ein perfekt funktionierendes Immunsystem gesorgt werden.

Ohne gesundes Immunsystem geht nichts

Wir tun das seit vielen Jahren und mittlerweile mit großer Erfahrung mit unserer Thymosand®-Therapie. Sie ist, wenn auch nur in etwa, vergleichbar der Insulin-Ergänzung: Was das Insulin für den Zuckerstoffwechsel, das sind die Thymuspeptide für das Immunsystem. Wenn der Körper ein Defizit aufzuweisen hat, muss man versuchen, es von außen her auszugleichen. Allerdings geht es bei der Thymusdrüse nicht nur um ein einziges Peptid, sondern um zwei, vielleicht sogar drei Dutzend verschiedener biologisch aktiver Substanzen. Und ganz offensichtlich ist es so, dass eine volle Wiederherstellung des Immunsystems nur möglich wird, wenn man dem Körper möglichst sämtliche Wirkstoffe in ihrer natürlichen Zusammensetzung und gegenseitigen Ergänzung zukommen lässt. Das geschieht mit unseren Thymosand®-Peptiden. Es unterscheidet sich grundlegend von anderen so genannten Thymusextrakten und Thymuspräparaten. Es ist ein standardisiertes, naturidentisches Arzneimittel; das bedeutet: Thymosand® enthält die wichtigsten immunregulatorischen Wirkstoffe aus der Thymusdrüse stets in derselben Menge bei gleich bleibender Aktivität, in höchster

Was das Insulin für den Zuckerstoffwechsel, sind die Thymuspeptide für das Abwehrsystem

Thymosand® erfüllt höchste Sicherheitsstandards

Reinheit und ohne Konservierungsstoffe. Seine Wirkung hat sich in fast 20 Jahren erwiesen und ebenso seine Sicherheit. Denn Thymosand® wird nach einem Verfahren hergestellt, das die Thymuspeptide nicht nur schont und sogar noch anreichert, sondern auch einen höchstmöglichen Sicherheitsstandard gewährleistet entsprechend dem für Thymosand® ausgestellten Certificate des EDQM (European Directorate for the Quality of Medicines). Der Erfolg dieser Bemühungen: Das natürliche Immunpharmakon hat mit einer so genannten Faktorensumme von 39 einen nahezu doppelt so hohen Sicherheitsstandard, wie er für die Anwendung von Arzneimitteln aus biologischem Material vom Gesetzgeber gefordert wird (nämlich eine Faktorensumme von 20). Thymosand® ist also viel sicherer, als es das Gesetz verlangt.

Hier nur kurz das Wichtigste zur Thymosand®-Therapie (ausführlich berichte ich darüber in meinem Buch *Immun-Training*): Auf diesem Gebiet wird nach wie vor sehr viel falsch gemacht, aber niemand bezweifelt mehr die Tatsache, dass es nicht genügt, das Immunsystem generell zu stärken – etwa mit Abhärtungsmaßnahmen. In vielen Fällen, etwa bei Allergien, ist es wohl auch falsch, das Immunsystem zu unterdrücken.

Abhärtung allein reicht nicht

Das eigentliche Wesen des Immunsystems besteht in einer Art »Intelligenz«: Die »Führungskräfte« der körpereigenen Abwehr müssen genau unterscheiden können, was fremd und was körpereigen, was gesund und was krank, was harmlos und was gefährlich ist. Ein gesundes Immunsystem muss also nicht nur schlagkräftig und wachsam, es muss vor allem »intelligent« sein. Deshalb geht es bei der Wiederherstellung des Immunsystems auch in erster Linie um die »Nachschulung«.

174

Ihr »Wissen« erfahren die »Führungskräfte« des Immunsystems in der Thymusdrüse, die man mit einem Schulungszentrum vergleichen könnte. Die im Knochenmark gebildeten Vorläuferzellen der T-Lymphozyten werden in diese Schule geschickt. Etwa 95 Prozent von ihnen werden als untauglich vernichtet. Der taugliche Anteil wird zu verschiedenen T-Lymphozyten ausgebildet. Diese Lymphozyten leiten fortan die Abwehrkräfte, geben ihr Wissen weiter an andere weiße Blutkörperchen – und bei jeder Teilung an die eigenen »Nachkommen«.

Die Thymusdrüse – die Schule der T-Lymphozyten

Je hektischer nun die Lebensweise eines Menschen ist, je ungeklärter Infektionen bleiben, je aufreibender der »Vielfrontenkrieg« in einem Körper wird, desto mehr wächst die Gefahr, dass dem Immunsystem bei der Vervielfältigung der weißen Blutkörperchen und bei der Weitergabe des »Wissens« Fehler unterlaufen – und sich weitervererben. Wenn gleichzeitig die Thymusdrüse verkümmert, was oft schon um das 40. Lebensjahr der Fall ist, kann in einem Organismus das Chaos ausbrechen. Das ist der Augenblick, in dem die großen chronischen Leiden entstehen, beispielsweise Bronchitis, Herz-Kreislauf-Störungen, Krebs und Rheuma. Mehr erfahren Sie im Gesundheitsratgeber von Dr. Irmgard Niestroj *Rheuma Stopp,* erschienen im Herbig Verlag, München 2001.

Bei vielen Menschen ab 40 ist die Thymusdrüse verkümmert

Heute gibt es keinen Zweifel mehr daran, dass die »Nachschulung« der irritierten, verwirrten Immunkräfte durch Thymosand® tatsächlich funktioniert. Wir Ärzte an der Schwarzwald Privatklinik Obertal haben die klinische Anwendung der Immuntherapie mit Thymuspeptiden in der Bundesrepublik Deutschland erstmalig eingeführt und besitzen nach langjähriger Anwendung tausendfältige Beweise für deren therapeutischen Nutzen. Besondere Heilerfolge im Bereich der Herz-Kreis-lauf-Erkrankungen verbuchten wir vor allem bei Durch-blutungsstörungen (Schaufensterkrankheit), Angina Pectoris, Bluthochdruck, bei zu hohen Blutfettwerten und Arteriosklerose. Vor allem bewährt hat sich die Kombination von Heilfasten und Thymus-Therapie oder auch die Verbindung von Sanotrop- und Thymo-sand®-Therapie, sodass wir in beiden Fällen mit gutem Grund von einer Revitalisierungstherapie sprechen können.

Nur eines muss man sofort hinzufügen. Und hier darf ich vielleicht noch einmal den Vergleich mit der Insu-lin-Substitution heranziehen: Der Diabetiker ist nach einer einmaligen Insulin-Injektion nicht etwa gesund geworden, sodass er fortan auf weitere Insulin-Injek-tionen verzichten könnte. Er braucht das Insulin in regelmäßigen Abständen. Ähnlich ist es auch bei der Thymosand®-Therapie: Wir verabreichen bei der Erst-behandlung in der Regel zwischen 15 und 20 Injek-tionen. Der volle Therapieerfolg kann aber nur gewähr-leistet werden, wenn die Neuformierung des Immun-systems im Abstand von sechs Monaten mit jeweils zehn weiteren Injektionen stabilisiert wird.

Die Therapie mit Thymosand® ist nur wirksam, wenn sie langfristig durchgeführt wird

Phyto-Immuntherapie

In der Naturheilkunde werden seit Jahrhunderten vor-wiegend stimulierende Phyto-Immuntherapeutika im Sinne einer Reiztherapie eingesetzt. Diese Therapie sollte zeitlich auf höchstens vier bis sechs Wochen begrenzt werden. Sie kann nach einer Pause von acht bis zwölf Wochen wiederholt werden.

Mit pflanzlichen Mitteln das Immunsystem stimulieren

Eine besonders schonende und wirkungsvolle Im-muntherapie zur Stärkung der körpereigenen Ordnungs- und Abwehrkräfte ist die in unserer Schwarz-wald Privatklinik Obertal entwickelte homöopathische Phyto-Immuntherapie. Mit der Phyto-Immuntherapie werden sowohl akute wie auch beginnende chronische Infekte und Probleme durch eine schnell wirksame Injektionstherapie behandelt. Für die Injektionen werden wilder Indigo als Baptirell®, Lebensbaum als Thujarell® und Sturmhut als Acinorell® genutzt. Grundsätzlich lassen sich die Ampullen aber auch als Trinkampullen anwenden. Die Urtinktur von Sonnenhut (Echinacea) wird als Echinarell® in Tropfenform eingesetzt.

Injektionstherapie führt schnell zum Erfolg

Psycho-Therapie

So unschätzbar wertvoll diese natürlichen Heilmethoden auch tatsächlich sind: Der momentane therapeutische Erfolg wird sofort und in jedem Fall wieder infrage gestellt, wenn der Körper von Seele und Geist falsche Signale bekommt. Er selbst kann sie von sich aus weder übersehen noch ausschalten. Er muss sich danach richten. Wenn wir seelischen Schmerz empfinden, rinnen die Tränen. Unbewältigter Ärger verursacht Magengeschwüre. Schwere psychische Konflikte, die nicht gelöst werden, können das Krebswachstum anregen. Herz und Kreislauf aber, ich habe es dargelegt, müssen direkt und augenblicklich auf jeden kleinsten Gedanken reagieren. Viele Hypertoniker haben in den Wochen ihres Aufenthaltes bei uns völlig normale Blutdruckwerte. Doch kaum sind sie nach Hause in den Alltag zurückgekehrt, schnellen die Werte wieder in die Höhe. Die Normalisierung kann nur Bestand haben, wenn es uns gelingt, dem Patienten

Seele und Geist müssen dem Körper die richtigen Signale geben

Gesund durch positive Lebenseinstellung

zu einer neuen, angstfreien, positiven Lebenseinstellung zu verhelfen. Mehr erfahren Sie durch den Gesundheitsratgeber von Niestroj/Pflugbeil *Immun durch positives Denken,* erschienen im Herbig Verlag, München 1998.

Autogenes Training/Progressive Muskelentspannung: Der Körper braucht die richtigen Signale

Die Übungen des Autogenen Trainings und der Progressiven Muskelentspannung verfolgen das Ziel, alles, was von außen auf Geist, Seele und Körper einstürmt, »abzuschalten« und sich ganz auf das entspannte Funktionieren des Körpers zu konzentrieren. Der Patient lernt, in sich hineinzuhören, den kräftigen, ruhigen Herzschlag wahrzunehmen, seine Körperfunktionen geistig so zu beeinflussen, dass Hände, Füße, die Körpermitte gesund durchblutet sind, dass seine Gehirnströme ihre Hektik ablegen und zu einem gesunden, ruhigen, heilsamen Rhythmus finden.

Leicht erlernbare Entspannungstechnik

Das hört sich viel schwieriger an, als es tatsächlich ist. Die meisten Patienten beherrschen die »Technik« der Progressiven Muskelentspannung nach Anleitung sehr schnell. Bewusstes Anspannen und Entspannen wechseln sich ab. Verkrampfungen werden bewusst wahrgenommen und aktiv abgebaut. Auch die Technik des Autogenen Trainings wird schon nach wenigen Übungen beherrscht. Sie können das für sich zu Hause auch selbst erlernen, brauchen dazu weder ein Gerät noch ein Medikament. Sie können Autogenes Training überall und jederzeit durchführen, selbst am Arbeitsplatz, kurz vor einer schwierigen Aufgabe – vor allem aber abends, unmittelbar vor dem Einschlafen. Vor allem für Menschen mit einem zu hohen Blutdruck ist es meines Erachtens unverzichtbar.

Setzen Sie sich bequem und entspannt hin – noch besser wäre es, Sie könnten sich hinlegen. Schließen Sie die Augen. Dann versuchen Sie sich völlig zu entspannen. Lösen Sie ganz bewusst jeden einzelnen verkrampften Muskel. Sprechen Sie die Muskeln – am besten nach einer Art Checkliste – direkt an: »Die Muskeln meiner Hände lockern sich, die Stirn entspannt sich, mein Schultergürtel wird ganz locker …« Gehen Sie alle Muskeln der Reihe nach durch und spüren Sie, wie schwer der Körper in die Liege einsinkt.

Nun fordern Sie Ihren Kreislauf auf, die rechte Hand gut zu durchbluten: »Meine rechte Hand wird warm …« Wenn sie warm geworden ist, was meistens auf Anhieb gelingt, kommt die linke Hand an die Reihe. Dann ist der rechte Fuß, schließlich der linke Fuß an der Reihe. Nehmen Sie sich Zeit, lassen Sie keinerlei Hetze aufkommen. Zuletzt versuchen Sie, das Gefühl der Wärme auch in der Körpermitte, etwas über dem Magen, zu erreichen. Wenn das gelungen ist, verspüren Sie ein Gefühl großer Leichtigkeit und wunderbarer Ruhe. Nun sind Sie in dem Zustand, der es Ihnen erlaubt, sich mit Ihrem Körper, ja mit jedem einzelnen Organ zu unterhalten, ihm suggestiv Ihren Willen mitzuteilen. Machen Sie sich ein ganz deutliches Bild von einem roten Blutkörperchen, wie es Sauerstoff aufnimmt und seinen Weg durch den Körper antritt – bis hinunter in die kleine Zehe. Stellen Sie sich vor, wie die Blutgefäße dem Blutkörperchen den Weg freigeben, es weiterschieben. Spüren Sie den Atem bis in die Zehen.

Widmen Sie sich Ihrem Herzen und seiner treuen Diensterfüllung. Sagen Sie ihm: »Mein Herz schlägt ganz ruhig, aber stark. Es lässt sich durch nichts aus

Jeder einzelne Muskel wird bewusst entspannt

Nehmen Sie Kontakt mit Ihrem Körper auf

dieser Ruhe bringen. Es ist gesund und kräftig. Seine Blutgefäße sind frei und mit frischem Blut gefüllt. Das Herz funktioniert in völliger Harmonie mit den Blutgefäßen …

Ganz wichtig dabei ist die bildliche Vorstellung, denn, so scheint es, die Verständigungsmöglichkeit zwischen Geist, Seele und Körper ist das Bild, die »Ursprache« des Lebens. Schon der Vater des Autogenen Trainings, Professor J. H. Schultz, sagte: »Jede feste Vorstellung hat die Tendenz, sich zu verwirklichen.« Meiden Sie deshalb – auch im normalen Alltag – jede negative Vorstellung. Formulieren Sie während des Autogenen Trainings nichts negativ. Denken Sie nicht an die Verengung in Ihren Blutgefäßen und daran, was dadurch passieren könnte, befassen Sie sich möglichst überhaupt nicht mit Ihrer Krankheit, sondern sehen Sie nur das Positive: »Die Heilkräfte meines Körpers fegen die Blutgefäße blitzblank. Mein Herz wird von Minute zu Minute leistungsfähiger und freier. Mein Blutdruck ist völlig normal.« Wenn Sie das einmal angefangen haben, werden Sie bald darauf nicht mehr verzichten können. Und Sie werden sich deutlich wohler und entspannter fühlen. Ich habe es immer wieder erlebt, dass Hypertoniker nach einer deutlichen Reduzierung ihres Übergewichts, nach der Regulierung der Blutfettwerte und nach der Beseitigung der Arterioskleroserisiken mithilfe des Autogenen Trainings ohne jegliches Medikament in der Lage waren, ihre Blutdruckwerte fortan im Normalbereich zu halten – obwohl sie sich weiterhin denselben beruflichen Anforderungen stellen mussten. Diesen begegneten sie nun anders.

Ein Patient hat mir einmal erzählt, wie er seine Arteriosklerose besiegte. Er stellte sich im Autogenen Training vor, wie er selbst durch seinen Blutkreislauf hindurch-

Jede feste Vorstellung hat die Tendenz, sich zu verwirklichen

Motivieren Sie ihre körpereigenen Heilkräfte

kroch, bewaffnet mit einer Bürste und einem Eimer. Mit der Bürste schrubbte er die Beläge an der Wand ab, Stück für Stück, Segment für Segment. Die abgekratzten Ablagerungen füllte er in den Eimer und trug sie aus dem Körper fort. Das hat tatsächlich geholfen, was man selbst in Röntgenkontrastaufnahmen sehen konnte.

6 Die Herz-Schutz-Diät

Starkes Übergewicht schadet dem Herz und den Gefäßen. Dabei geht es nicht darum, einem von der Mode diktierten Schönheitsideal zu entsprechen. Es kommt darauf an, die Signale des Körpers wieder zu verstehen lernen: Manches Hungergefühl unter großem Stress ist schlicht ein Fehlalarm. Genießen wir unser Essen dagegen in entspannter Atmosphäre und kauen gut, erkennen wir auch eher, wann wir satt sind. Bei der Zusammenstellung der Mahlzeiten kommt es auf Abwechslung und das richtige Verhältnis von Eiweißen, Kohlenhydraten und Fetten an. Obst und Gemüse sind besonders reich an wertvollen Nährstoffen: Fünf Portionen pro Tag sollten es sein.

Gesunde Ernährung ohne Verzicht

Die folgenden »Rezepte« sind keine Krankendiät, sondern Maßregeln für eine gesunde, herzschonende Ernährung, die dem Gesunden helfen kann, sein Herz leistungsfähig und seine Gefäße sauber und elastisch zu halten. Hier wird nichts verboten, kein schmerzlicher Verzicht verlangt, sondern aufgerufen, einige bereits geschilderte Zusammenhänge zu beachten und die Nahrung so zusammenzustellen, dass die Mahlzeiten hohen Genuss bereiten, ohne dass eines der angeführten Risiken vergrößert würde.

Normales Gewicht

Als erste und wichtigste Regel gilt, das Gewicht in normalen Grenzen zu halten, weil es der Leistungskraft des
Herzens angepasst sein muss. Jedes Pfund mehr bedeutet Mehrbelastung des Herzens – und das Risiko der
Blutfetterhöhung. Sorgen Sie deshalb für eine möglichst
ausgeglichene Bilanz zwischen Bedarf und Angebot –
und zwar von Anfang an. Essen Sie also nicht mehr, als
der Körper wirklich braucht. Denken Sie daran, dass
manches Hungergefühl ein »Fehlalarm« ist: Wenn über-
großer Stress zu hohen Insulin-Ausschüttungen führt,
wird Hunger gemeldet, obwohl der Körper vielleicht
sogar überversorgt ist. (Früher gab man Menschen, die
unter Appetitlosigkeit litten, tatsächlich Insulin!)
Vermeiden Sie eine Über- oder Fehlernährung. Grundsätzlich gilt pro Tag für gesunde, mittelgroße Menschen
bei leichter körperlicher Aktivität (größer gewachsene
oder kleiner geratene brauchen mehr bzw. weniger):

Essen Sie nur so viel, wie Ihr Körper braucht

Junge Erwachsene im Alter um 25 Jahre:
Frauen: 2 200 Kalorien / 9 240 Joule
Männer: 2 600 Kalorien / 10 920 Joule

Menschen im mittleren Lebensalter von 45 Jahren:
Frauen: 2 000 Kalorien / 8 400 Joule
Männer: 2 400 Kalorien / 10 080 Joule

Mit dem Alter sinkt der Kalorienbedarf

Ältere Menschen im Alter von 65 Jahren:
Frauen: 1 800 Kalorien / 7 560 Joule
Männer: 2 200 Kalorien / 9 240 Joule

Menschen mit mittelschwerer körperlicher Arbeit haben
einen Mehrbedarf von etwa 600 Kalorien / 2 520 Joule,

körperlich schwer Arbeitende von 1 200 Kalorien / 5 040 Joule pro Tag.

Sie brauchen keine Tabellen auswendig zu lernen, um diese Zahlen einigermaßen einzuhalten, keine Rechenkunststücke auszuführen, bevor sie zu Messer und Gabel greifen. Lernen Sie wieder, auf die Signale Ihres Körpers zu hören, und schieben Sie den Teller von sich, ob er nun leer gegessen ist oder nicht, wenn Ihnen der Körper zu verstehen gibt, dass er satt ist. Dieses Signal wird umso besser zu verstehen sein, wenn Sie langsam essen und gut kauen. Essen Sie vor allem abends nach 21 Uhr nichts mehr – und trinken Sie dann auch keinen Alkohol mehr. Wenn Sie einmal zu viel gegessen haben – an einem Festtag oder bei geselligem Beisammensein –, dann lassen Sie am nächsten Tag eine Mahlzeit ausfallen, um die Bilanz so wieder zu korrigieren.

Eine große Hilfe ist dabei die richtige Einstellung zum Essen, der richtige Umgang mit unseren Nahrungsmitteln und unseren Gelüsten. Das kann im Rahmen des Essverhaltenstrainings in unserer Klinik erlernt werden.

Achten Sie auf die Signale Ihres Körpers

Zusammensetzung der Nahrung

Fast noch wichtiger als die Essensmenge ist die Zusammensetzung des Essens. An erster Stelle steht die Forderung der Deutschen Gesellschaft für Ernährung (DGE) mit »Fünf Portionen Obst und Gemüse täglich«. Dabei zählt beispielsweise ein Apfel oder eine Tasse Kirschen als je eine Portion. Salat zum Abendbrot oder Gemüse zum Mittagessen sind ebenfalls je eine Portion. Auch ein Glas Gemüse- oder Obstsaft sind je eine Portion. Dabei sollte alles möglichst bunt sein. Unser

Fünfmal täglich Obst und Gemüse

Motto in der Klinik ist Essen nach Farben. Obst und Gemüse ist farbig, weil es die schützenden bioaktiven Pflanzenstoffe (Carotinoide: orange, gelb, grün und rot, Polyphenole: blau und rot u. a.) enthält. Sie nützen natürlich in erster Linie den Pflanzen, aber auch uns, indem sie uns gesund erhalten. Sie schützen uns vor schädigenden Radikalen, das heißt sie wirken antioxidativ, sie harmonisieren das Immunsystem, sie schützen gegen Krebsentartung der Zellen und vieles mehr. Essen nach Farben mit vorwiegend pflanzlicher Kost ist das Motto der Zeit. In der Regel essen wir zu viel Eiweiß und Fett und viel zu wenig Obst, Gemüse und Getreide mit den wertvollen Vitalstoffen und den nützlichen Kohlenhydraten. Daraus ergibt sich eine relativ einfache Rechnung: Senkung der Fett- und Eiweiß-mengen durch weniger Fleisch und tierische Fette, Umstellung auf naturbelassene Kost mit wenig Weiß-mehl und Zucker.

Essen nach Farben

Doch das kann vorerst nur eine Faustregel sein, das grobe Rahmenschema. Im Einzelnen gibt es nun doch ein paar »Feinheiten«, die unbedingt beachtet werden müssen, soll das Herz leistungsfähig und gesund bleiben.

Eiweiß

Es sollte keinesfalls aus einer einzigen Quelle stammen, etwa dem Fleisch, sondern möglichst gleich-mäßig auf Milchprodukte (Milch, Quark, Käse), pflanzliche (Getreide, Pilze) und tierische Produkte (Fleisch, Fisch) aufgeteilt werden. Kinder und Jugendliche, aber auch ältere Menschen brauchen etwas mehr Eiweiß, Erwachsene in den besten Lebensjahren sollten die Eiweiß-Anteile in der Nahrung vor allem im Sommer stark einschränken. Zwei bis drei Tage in der Woche

Nehmen Sie Eiweiß aus verschiedenen Quellen zu sich

sollten grundsätzlich fleisch- und wurstfrei sein. An ein bis zwei Tagen sollte es Fisch geben (nach alter Tradition ist das der Freitag) und an einem Tag möglichst nur vegetarische Kost. Halten Sie sich bei den Eiweißmengen in etwa an diese Faustregel: 0,8 Gramm Eiweiß pro Kilogramm Körpergewicht täglich.

Wurst und Käse enthalten besonders viel Fett

Bei zwei vermeintlichen Eiweiß-Speisen dürfen Sie sich nicht täuschen lassen: Wurst und Käse. Viele Wurstsorten bestehen bis zu 60 Prozent aus Fetten – und es handelt sich keineswegs nur um Streichwurst, etwa Leber- oder Mettwurst. Auch manche Käsesorten enthalten bis zur Hälfte Fette. Zu bevorzugen sind deshalb fettarme Wurst- und Käsesorten. Es empfiehlt sich, den Eiweißbedarf bei Fleischspeisen hauptsächlich mit magerem Fleisch, Schinken, kaltem mageren Braten, Fleischsülzen und Wurstsorten zu decken, die garantiert weniger als zehn Prozent Fett aufweisen. An heißen Tagen sollten Sie eine leichte Kost einhalten, beispielsweise lakto-vegetabil mit Obst und Gemüse, Milch und Milchprodukten. In den Wintermonaten auch Fleisch. Das gilt vor allem für ältere Menschen,

Älteren Menschen fehlt es oft an Vitamin D

die das Vitamin D dringend gebrauchen und meistens ein Defizit aufzuweisen haben, weil sie insgesamt zu wenig über die Nahrung aufnehmen, auch zu wenig an die Sonne kommen und zusätzlich mithilfe der Sonne weniger Vitamin D produzieren als die Jüngeren.

Fisch ist nicht zuletzt deshalb wichtig, weil bestimmte Arten reichlich Omega-3-Fettsäuren enthalten, deren hilfreiche Wirkung gegen Arteriosklerose ich bereits beschrieben habe. Zu bevorzugen sind die Kaltwasserfische aus dem Hochseebereich, zumal diese auch weit entfernt von Industriegebieten leben und deshalb durch Schadstoffe wenig belastet sind. Und außerdem ist Seefisch die beste Möglichkeit, den Bedarf an dem lebenswichtigen Jod zu decken. Ganze 180 Mikrogramm davon benötigt der über 50-Jährige, der unter 50-Jährige 200 Mikrogramm täglich; er erhält aber häufig nur etwa 80 Mikrogramm. Dieser Mangel ist schuld daran, dass sich die Schilddrüse vergrößert und mindestens sechs Millionen Bundesbürger einen Kropf mit sich herumtragen. Nichts ist so überflüssig wie dieser: Kommt öfter Fisch auf den Tisch, erhält der Körper auch mehr Jod.

Jodmangel führt zu Schilddrüsenerkrankungen

Denken Sie daran: Eiweiß ist zwar ein unentbehrlicher Baustein für den Körper, aber ein schlechter Energielieferant, weil es den Stoffwechsel sehr belastet und im Übermaß zu Übersäuerung führen kann.

Fette

Der tägliche Verzehr ist in unserem Jahrhundert auf das Doppelte angestiegen, seit dem Ende der 40er Jahre hat er sich sogar mehr als verdreifacht. Demgegenüber ist der Butterverzehr zurückgegangen. In den Vorkriegsjahren verspeiste jeder Deutsche rund acht Kilogramm Butter im Jahr. Heute sind es nicht einmal mehr sechs Kilogramm. Im Gesamt-Fettverbrauch macht die Butter nur zwischen 12 und 16 Prozent aus. Mir scheint deshalb, dass der Butterkonsum für die hohe Zahl der Gefäßerkrankungen nicht verantwortlich zu machen ist. Ich bin sogar überzeugt davon, dass wir ein gewisses sparsames Quantum an Butter brauchen, darauf also nicht verzichten müssen. Weit riskanter sind die vielen versteckten Fette, die wir zu uns nehmen, ohne etwas davon zu ahnen. Beachten Sie folgende Zahlen: 18 Gramm Butter enthalten 43 Milligramm Cholesterin, 100 Gramm Innereien dagegen 250 Milligramm. Selbst mit 150 Gramm Kalbfleisch nehmen Sie noch 135 Milligramm Cholesterin auf.

Butter in Maßen ist nicht ungesund

Allerdings rate ich dazu, von der Butter abgesehen, den Fettbedarf doch hauptsächlich mit guten Pflanzenölen zu decken. Sie enthalten das wichtige Vitamin E, und sie tragen dazu bei, dass der Körper über ausreichend HDL verfügt, das überflüssige Fette, wie dargelegt, aus dem Blut beseitigt.

Achten Sie darauf, dass die Fette – und zwar alle zusammengenommen, nicht nur die sichtbaren und speziell als Fett und Öl gekauften – nicht mehr als höchstens 30 Prozent der benötigten Kalorien liefern, was ja keineswegs heißt, die Speisen dürften zu einem Drittel aus Fetten bestehen! Sie müssen sich die Relationen vor Augen halten: Zehn Gramm Margarine liefern in etwa dieselbe Kalorienmenge wie 500 Gramm Spinat, Spargel, Salat. Hier liegt die große Chance, satt zu werden mit wenig Kalorien. Von zehn Gramm Fett kann man nicht satt werden. Ein Pfund Gemüse wird kaum einer bei einer Mahlzeit vertilgen können. Es ist wichtig zu wissen, dass Margarine nicht grundsätzlich aus pflanzlichen Fetten besteht. In vielen Sorten sind tierische Fette eingearbeitet. Wenn Sie sicher sein wollen, dass die Margarine rein pflanzliche Bestandteile enthält, erkundigen Sie sich am besten im Reformhaus. Da es heute kein Problem mehr ist, Fleisch und Fisch ohne Fett zu braten, sollten Sie unbedingt diese Möglichkeit nutzen, beim Braten mit dem Fettsparen zu beginnen, zum Beispiel durch fettarmes Garen in Folie.

Ein anderer Aspekt kommt noch hinzu: Margarine enthält so genannte trans-Fettsäuren, die bei der Herstellung durch Härtung der Fette entstehen. Sie beeinflussen das LDL-Cholesterin ähnlich ungünstig, wie das die gesättigten Fettsäuren aus tierischen Nahrungsmitteln tun. Folgen dessen lassen sich aus einer Studie an

Nicht mehr als 30 Prozent Fette mit der Nahrung aufnehmen

Fleisch und Fisch fettarm braten und garen

nahezu 70 000 Krankenschwestern in den USA ableiten: Die Versuchsgruppe mit dem höchsten Verzehr
an trans-Fettsäuren hatte die höchste Rate an Herz-
infarkten. Zwar können aus diesem Ergebnis nicht
direkt Schlüsse für Deutschland gezogen werden, weil
hierzulande weitaus weniger trans-Fettsäuren aufgenommen werden – durchschnittlich 3,4 bzw. 4,1
Gramm pro Tag von Frauen bzw. Männern, in den
USA jedoch deutlich mehr als zehn Gramm. Aber es
besteht Anlass zu der Empfehlung: Nicht zu viel Margarine verzehren, und wenn, dann qualitativ hochwer-
tige Sorten bevorzugen – einige deutsche Diätmarga-
rinen enthalten keine nennenswerten trans-Fettsäuren.

Vorsicht vor trans-Fettsäuren in Margarine

Kohlenhydrate
Sie spielen meiner Erfahrung nach bei der Herz und
Kreislauf schonenden Kost die wichtigste Rolle. Bei
ihnen spielt die Qualität und die Form der Darreichung
eine ebenso wichtige Rolle wie bei Fett und Eiweiß.
Wir brauchen die Kohlenhydrate nicht nur, um Magen
und Darm zu füllen, damit eine gesunde Verdauung
zustande kommt, wir brauchen auch die wasserlöslichen Vitamine, die Carotinoide, die Enzyme, die Mineralstoffe und Spurenelemente, die wir besonders
zusammen mit den naturbelassenen Kohlenhydraten
im natürlichen Verbund erhalten. Sie dürfen also nicht
nur Stärke und Zucker in hoher Konzentration liefern,
sondern sie müssen, wenn ich das einmal so formulieren darf, unsere Verbindung zur Erde bleiben, unsere
Wurzeln, die uns alles liefern, was diese Erde zu bieten
hat, der wir genau wie die Pflanzen ja letztlich auch
entstammen.
Das können Früchte, Getreide, Gemüse, Obst, Beeren,
Wurzeln sein, nach dem Motto »Fünf Portionen Obst

Naturbelassene Kohlenhydrate enthalten wichtige Nährstoffe

189

Nur Frisches ist gesund

und Gemüse« aber nur dann, wenn sie uns »lebendig« erreichen. Und das ist ganz wörtlich zu verstehen: Die Früchte unserer Erde müssen, wenn wir sie verzehren, noch leben. Sie sollen weder vertrocknet noch ausgelaugt noch zerkocht oder »ausgezogen« sein.

Hier wird uns deutlich, wie weitgefasst der Begriff Kohlenhydrate ist – wie unterschiedlich das, was uns als Kohlenhydrate angeboten wird. Schneeweißes, gebleichtes Mehl, reiner Zucker gehören genauso zu den Kohlenhydraten wie ein Blattsalat oder ein Rettich. Das eine ist aber »tot« und »leer«, das andere lebendig und prall gefüllt mit wertvollsten Vitalstoffen. Das eine liefert uns hohe Kalorienmengen, das andere besitzt kaum Nährwert, macht aber trotzdem satt und stärkt darüber hinaus unsere Gesundheit. Ich habe schon darauf hingewiesen: Der Konsum des einen ist in den letzten Jahrzehnten stark angestiegen, vom anderen verzehren wir immer weniger. Und noch eins dürfen wir nicht übersehen: Auch der Alkohol zählt. Ein Gramm Kohlenhydrate enthält vier Kilokalorien, ein Gramm Alkohol sieben Kilokalorien.

Zucker macht schnell wieder hungrig

Lassen Sie mich hier unmissverständlich festhalten: Je mehr Zucker Sie verzehren – auch in Form von Süßigkeiten, stark gesüßten Getränken, Kuchen, Schokolade und dergleichen –, umso häufiger werden Sie vom Hunger geplagt! Der Organismus muss das Überangebot ganz schnell wegschaffen, in Fette umbilden – und schon ist das Hungergefühl wieder da! Und umgekehrt: Je mehr frisches Gemüse Sie zu sich nehmen, desto länger hält das Gefühl der Sättigung an.

Machen Sie sich klar, dass der Lustgewinn beim Genuss von Süßigkeiten eine reine Gewohnheitssache ist – das gilt ähnlich fürs Salzen. Ich kenne viele Leute, die von einem Tag zum anderen aufgehört haben, ihren morgendlichen Kaffee zu zuckern. Sie sind auch nicht auf Süßstoffe umgestiegen, sondern sie haben ganz einfach auf den Zucker verzichtet – und bringen heute keinen Schluck gezuckerten Kaffee mehr hinunter. Das schmeckt einfach nicht mehr. Der Lustgewinn hat sich verändert. Wer bei uns eine Heilfasten-Therapie durchgeführt hat, dem ergeht es genauso: Er entwickelt geradezu einen Abscheu gegen stark gesalzene Speisen. Sie schmecken nicht mehr. Der Verzicht ist also sehr bald überhaupt keiner mehr, weil eine Geschmacksumbildung stattgefunden hat. Versuchen Sie es. Ich garantiere Ihnen, dass Sie sehr schnell nicht das Geringste entbehren müssen.

Durch Geschmacksumbildung Salz- und Zuckerkonsum einschränken

Verspeisen Sie nicht nur täglich einen frischen Apfel oder einen Obstsalat, sondern sehen Sie zu, dass wenigstens drei Mal in der Woche eine Mahlzeit mit einem Schüsselchen rohen Gemüses eingeleitet wird (Karotten, Kraut, Brunnenkresse-Salat, Radieschen, Sellerie, Salate in jeder Form). Das hat nicht nur den Vorteil, dass der größte Hunger bereits gestillt ist, bevor man richtig zu essen beginnt. Diese Nahrung entlastet Herz und Kreislauf, senkt die Blutfettwerte und wirkt entzündungswidrig. Verzichten Sie auf das weithin übliche Weißbrot als Vorspeise, und trinken Sie auch nicht zu viele Fruchtsäfte.

Grundsätzlich sollte gelten: Heimisches ist dem Exotischen vorzuziehen, weil es das enthält, was unser Körper braucht – und kennt.

Bevorzugen Sie heimisches Obst und Gemüse

Verwenden Sie zum Kochen nur frisches Gemüse, und behandeln Sie es schonend. Ist es nicht erhältlich, können Sie durchaus auf Tiefkühlkost zurückgreifen. Gemüse, das unmittelbar nach der Ernte eingefroren worden ist, enthält zum Teil mehr von den wertvollen Vitalstoffen als einstmals frische Ware, die auf einem weiten Transport und bei langer Lagerung viele Nährstoffe verloren hat.

Kurze Garzeiten schonen die Vitamine

Je kürzer die Kochzeit, desto mehr bleibt im Gemüse erhalten. Da sich manche Vitamine im Kochwasser lösen, sollten Sie einen Weg finden, dieses Wasser, das sogar wertvoller sein kann als das gekochte Gemüse selbst, noch zu verwenden – etwa als Suppe oder Soße. Werfen Sie verwelktes Gemüse weg. Es ist wertlos geworden. Wenn sich Fäulnisstoffe gebildet haben, kann es sogar gefährlich geworden sein. Denken Sie beim Aufbewahren von Gemüse daran, dass nicht nur die Feuchtigkeit, vor allem Wasser, ihm wertvolle Vitamine entzieht, auch Licht, Sauerstoff und Wärme sind Vitaminräuber. Wenn also schon gelagert werden muss, was niemals über Tage andauern sollte, dann bewahren Sie das Gemüse abgedeckt an einem dunklen, trockenen, kühlen Ort auf.

Verachten Sie Kartoffeln nicht

Verachten Sie Kartoffeln nicht! Sie bestehen keineswegs nur aus Kartoffelstärke, sondern enthalten sehr viele und wertvolle Vitalstoffe. Pellkartoffeln sind gesünder als Bratkartoffeln. Von Pommes frites ist allerdings so gut wie nichts zu halten.

Zu den Brotsorten ist zu sagen: Man hat die weißen Brötchen in letzter Zeit meines Erachtens etwas zu sehr verteufelt. Sie besitzen auch ihre Qualitäten. Vor allem liefert ein solches Brötchen Energien, die sofort ins Blut übergehen. Und das kann vor allem morgens doch recht erwünscht sein. Diese Brötchen sind zugleich leicht verdaulich. Es gibt also keinen Grund, sie von vornherein vom Speiseplan zu streichen. Nur – dunkle Vollkorn-Brotsorten sind natürlich viel gesünder. Ich möchte auch hier nicht sagen, man darf nur das eine und muss das andere lassen. Der Schwerpunkt des Brotkonsums, der insgesamt wohl ein wenig eingeschränkt werden müsste, sollte auf Vollkornbrot liegen. Wer aber zum Frühstück eine Scheibe Vollkornbrot verspeist, der darf ruhigen Gewissens auch noch ein knuspriges Brötchen essen. Es wird ihm nicht schaden.

Besser als Brot zum Frühstück wäre allerdings ein selbst zubereitetes Müsli – bestehend aus Getreideflocken, vielleicht einigen Haselnüssen, zwei, drei Mandeln. Wichtig ist nur, dass es wiederum nicht gezuckert ist, sonst wird diese Kraftspeise zu energiereich.

Beginnen Sie den Tag mit einem ungezuckerten Müsli

Doch wie ist es nun? Dürfen Sie gelegentlich ein Stückchen Schokolade naschen, ein Stück Torte verzehren, oder ist so etwas grundsätzlich verboten? Keineswegs. Sie sollten sie aber nicht essen, wenn Sie sich in starkem Stress befinden. Manchmal hilft bei Missmut oder Stress zu essen. Es sollte aber nicht die Regel sein und hilft auch nicht dauerhaft. Hier hilft ein Stressbewältigungstraining. Und Sie müssen sich darüber im Klaren sein, dass die Bilanz wiederhergestellt werden muss. Das bedeutet: Verzicht auf eine fällige üppige Mahlzeit. Ersetzen Sie beispielsweise das Mittagessen oder das Abendessen durch einen gemischten Salat, vielleicht einen Gemüsesalat, garniert mit frischen Kräutern. Geben Sie ruhig Öl bei, aber keine Mayonnaise. Dieser Salat wäre doppelt heilsam: Einmal würden die Vitamine, die Sie beim Verzehr der Süßigkeiten verbrauchten, voll ersetzt. Zum anderen bieten Salate, speziell der Kopfsalat, beruhigende, entspannende Substanzen. Der berühmte Arzt Galenos (130–201 n. Chr.) aß jeden Abend vor dem Schlafengehen eine große Portion Salat – als Schlafmittel. Kopfsalat und vor allem Weißkraut gehören zu den wertvollsten Herz-Schutz-Speisen überhaupt. Sie enthalten

Essen Sie nicht unter Stress

Magnesium und zusätzlich beruhigende Stoffe. Also: Auf diese oder ähnliche Weise haben Sie nicht nur die Ernährungsbilanz wiederhergestellt, sondern darüber hinaus auch noch etwas für Herz und Kreislauf getan. Und Sie brauchen keine Sekunde zu hungern oder sich zu kasteien. Das Essen darf nicht nur, es muss Spaß bereiten. Durch die Vorfreude beispielsweise, die bereits die Verdauungssäfte zum Fließen bringt, wird jedes Essen bekömmlicher, weil sich der Organismus auf die Speisen vorbereitet hat.

Essen muss
Spaß machen

Geschmackstraining bereichert Ihr Leben

Ein besonders wertvolles Geschenk, das Patienten nach dem Heilfasten mit nach Hause nehmen, sind verfeinerte, »gereinigte«, freigelegte Geschmacksnerven. Vielleicht kennen Sie das selbst von eigenen Unsitten her: Sie sitzen in einem Gasthaus und müssen auf das Essen warten. Um die Zeit zu vertreiben, rauchen Sie eine Zigarette. Wenn das Essen dann endlich kommt, schmeckt es fade, schal. Deshalb greifen Sie nach Pfeffer und Salz, um tüchtig nachzuwürzen. Kein Wunder: Sie haben einen »Schmutzfilm« über Ihre Geschmacksnerven gelegt und sie regelrecht betäubt. Das Essen kann nicht schmecken.

Unsere
Geschmacks-
nerven sind häufig
abgestumpft

So wie man mit Lärm und pausenlosem Hereinprasseln von viel zu lauter Musik das Gehör langsam, aber sicher abstumpft, um schließlich die feinen Töne und bestimmte Frequenzen nicht mehr wahrzunehmen, so kann man mit einer ständigen Überreizung der Geschmacksnerven diesen Sinn abstumpfen und dahin bringen, dass er nach immer schärferen, noch süßeren, noch deftigeren Reizen verlangt. Dabei verkümmert sehr schnell die enorme Empfindungsbreite des gesunden Geschmackssinns. Feine Nuancen und besondere Köstlichkeiten können dann nicht mehr wahrgenommen werden. Bald schmeckt alles gleich, was immer man verzehrt: nach Salz, nach Zucker, nach Pfeffer, nach den gröbsten und am wenigsten differenzierten Geschmacksrichtungen eben.

Mit großer Begeisterung schreiben mir ehemalige Patienten nach dem Heilfasten beispielsweise: »Endlich durfte ich wieder erfahren, wie wunderbar ein ganz einfaches Stück Kartoffel mit etwas Kümmel darauf schmecken kann. Ich hatte das völlig verloren. Wie köstlich ist der Biss in einen frischen Apfel, ein Schluck einfacher, herber Weißwein!«

Ich will damit sagen: Wir müssen unsere Geschmacksnerven wieder trainieren, indem wir sie nicht unentwegt mit den allzu lauten »Tönen« erschlagen, sondern ihnen Gelegenheit geben, auch das Zarte, das Feine, die unendliche Fülle der kleinen Variationen aufzunehmen und uns bewusst zu machen. Wir müssen uns jedem Bissen und jedem Schluck so widmen, dass das Geschmacksempfinden beim Essen nicht so nebenbei läuft, sondern dem Essen erst das richtige Lustempfinden verleiht. Der zu natürlichem, gesundem Empfinden zurückgeführte Geschmack wird uns dann ganz selbstverständlich und sehr schnell beibringen, dass es beim Essen auf die Qualität ankommt, nicht auf die Quantität. Nur wer verrohte Geschmacksnerven besitzt, sucht die Fülle in immer noch einem weiteren Bissen. Er hat den letzten ja nur hinuntergewürgt, ohne ihn zu genießen. Sein Essen ist armselig, freudlos, lustlos geworden. Wer eine Heilfasten-Therapie hinter sich hat, hat geradezu einen Abscheu vor übermäßigen Reizen. Er mag Salz nur noch in geringsten Mengen

Verfeinern Sie Ihr Geschmacksempfinden wieder

Beim Essen zählt Qualität, nicht Quantität

und Zucker oder Essig oder Pfeffer nur noch andeutungsweise. Sein Geschmacksempfinden ist gesund geworden. Wenn er zu Hause nicht in den alten Schlendrian verfällt, wird er schlank bleiben und vor allem Herz und Kreislauf schonen.

Lernen Sie wieder zu genießen

Und genau darum geht es: Wir sollen nicht den Köstlichkeiten aus dem Weg gehen – sondern ganz im Gegenteil wieder lernen, sie richtig zu genießen. Allein mit einer Salz- und Zuckerreduzierung auf ein normales Maß könnte man sicherlich mehr als die Hälfte aller vorzeitigen Herz-Kreislauf-Erkrankungen aus der Welt schaffen. Dabei wäre das Leben aber nicht geprägt von Verzicht und Langweiligkeit, sondern es würde sehr viel reicher an Erfahrung.

Die Verarmung unseres Lebensstils zeigt sich allein schon im Würzen unserer Speisen. Hier bahnt sich glücklicherweise ein sehr positiver Wandel an. Während unsere Großeltern noch durchschnittlich zwei, vielleicht sogar drei Dutzend verschiedene Gewürze kannten und sie sehr geschickt anzuwenden wussten, gab es im mitteleuropäischen Durchschnittshaushalt bis vor wenigen Jahren nur noch vier Gewürze: Salz, Pfeffer, Senf und Maggi-Gewürz. Alles andere war einfach verloren gegangen. Heute werden die wunderbaren Gewürze von Kümmel über Majoran, Basilikum, Paprika, Estragon, Bohnenkraut – und wie sie alle heißen – wiederentdeckt und angewendet. Es gibt kaum etwas Gesünderes, als Salz weitgehend durch solche Gewürze zu ersetzen.

Ersetzen sie Salz durch Kräuter und Gewürze

Unsere Patienten lernen dies nicht zuletzt durch Anleitung in unserem Kräutergarten. Wer einmal damit begonnen hat, dem wird es sehr schnell ergehen wie den Leuten, die heute ihren Tee oder Kaffee nicht mehr zuckern, er wird plötzlich entdecken, wie köstlich der unverfälschte Geschmack von Kaffee und Tee tatsächlich ist. Geschmacksfragen sind vielfach nicht mehr als Angewohnheiten – in vielen Fällen Verbildungen.

Geschmack ist auch Gewohnheitssache

Die segensreichen Entlastungstage

Es gibt einen sehr einfachen Weg, den Trainingseffekt, wie er beim Heilfasten gegeben ist, zu Hause zu erreichen – den gelegentlichen Entlastungstag, der nicht mit einem Hungertag verwechselt werden darf. Beginnen Sie damit, zuerst einmal im Monat einen Tag einzulegen, an dem sie entweder nur Obst, nur Magerquark mit Früchten, nur Reis oder nur Sauerkraut mit einer Kalbfleischwurst essen. Am besten wechseln Sie solche Tage miteinander ab. Es sind Reinigungstage, die dem Körper außerordentlich wohl tun. An dem vorgemerkten Tag, vielleicht ist es der letzte oder erste Tag eines Monats, ernähren Sie sich beispielsweise nur von frischen Äpfeln, die Sie roh, leicht gebraten oder als Apfelmus verspeisen. Davon dürfen Sie essen, so viel Sie wollen. Trinken Sie an diesem Tag, zeitlich vom Essen verschoben, nur Mineralwasser oder einen leicht abführenden Kräutertee. Dieser Tag ist der denkbar beste Blutreinigungstag.

Regelmäßig den Körper entlasten

Der zweite Entlastungstag könnte ein Reistag sein. Kochen Sie am Vorabend einen kleinen Topf Reis. Den teilen Sie sich dann am nächsten Tag für fünf kleine Mahlzeiten ein. Einmal verspeisen Sie den Reis mit frischen Kräutern, einmal geben Sie vielleicht ein paar Champignons hinzu, einmal eine frische Tomate. Dieser Tag entwässert Ihren Körper und ist deshalb besonders gut für Hypertoniker.

Ein Salattag entschlackt und versorgt Sie mit reichlich Vitaminen

Der dritte Entlastungstag könnte ein Salattag sein. Besorgen Sie am Vortag Kopfsalat, Endiviensalat, Brunnenkresse, Gelbe Rüben, Sellerie, Gurken, Rote Beete. Kochen Sie nur die Rote Beete, alles andere wird roh geraspelt, aber erst unmittelbar vor der Mahlzeit. Die Salate dürfen mit wenig Essig, aber ausreichend Olivenöl zubereitet werden. Ganz wenig Salz! Besser wären frische Kräuter. Dieser Tag entschlackt und versorgt Sie mit wichtigen Vitaminen.

Der vierte Entlastungstag könnte ein Sauerkrauttag sein. Kaufen Sie ein Pfund frisches Sauerkraut. Einige Gabeln davon verspeisen Sie roh zum Frühstück. (Schmeckt wunderbar mit frischer Ananas!) Den Rest kochen Sie und essen ihn warm mit etwas magerer Kalbfleischwurst. Dies ist ein besonders die Verdauung regelnder, reinigender Tag, sehr gesund für Magen und Bauchspeicheldrüse.

Ein fünfter Entlastungstag könnte ein Geflügeltag sein. Braten Sie ein ganzes Hähnchen. Das verspeisen Sie im Laufe des Tages – ohne Haut – in kleinen Portionen. Bringen Sie Abwechslung in die Mahlzeiten, indem Sie einmal dazu eine Scheibe Ananas, einmal eine Tomate, einmal eine frische Paprikaschote, einmal eine Zitrusfrucht (Pampelmuse) beigeben. Dieser Tag deckt ein mögliches Defizit an fettlöslichen Vitaminen, ist deshalb besonders gesund für ältere Menschen.

Fasttage sind keine Hungertage

Sie sehen, solche Fasttage haben mit Hungern nichts zu tun. Sie können eine willkommene, sehr angenehme Abwechslung bieten. Wenn Sie einmal damit begonnen haben, werden Sie solche Fasttage bald häufiger einschieben, etwa alle 14 Tage, schließlich, und das wäre das Idealziel, jede Woche. Wenn Sie erst einmal so weit sind, werden Sie auf Ihre Fasttage nicht mehr verzichten wollen. Herz und Kreislauf werden es Ihnen danken.

Die Vitalstoff-Ergänzung

Allen Erwachsenen rate ich, ab dem 35. Lebensjahr eine sinnvolle Ergänzung der Ernährung mit Vitaminen, Enzymen, Spurenelementen, vor allem mit Calcium und Magnesium vorzunehmen. Und zwar – in etwa – auf folgende Weise:

Vitamine
Um die Gesundheit des Menschen zu erhalten, müssen alle 13 Vitamine täglich in ausreichenden Mengen aufgenommen werden. Zur Vorbeugung der Arteriosklerose und ihrer Folgekrankheiten sind einige jedoch besonders wichtig, wie ich bereits ausführlich erklärt habe. Weil der Bedarf daran aus der üblichen Ernährung allein nicht immer sicher gedeckt werden kann, sollten sie vorsorglich mit rezeptfreien Präparaten zur Optimierung der Nahrung regelmäßig zugeführt werden.

Unserer Nahrung fehlt es oft an ausreichenden Vitaminmengen

Das gilt vor allem für die antioxidativen Vitamine C und E und Beta-Carotin als Vorstufe vom Vitamin A, welche die Oxidation von LDL-Cholesterin hemmen. Sie sind in Antioxirell® Plus enthalten, von dem täglich eine Kapsel einzunehmen ist. In manchen Fällen kommt noch eine Kapsel Tocorell® mit 200 Internationalen Einheiten Vitamin E in Form von natürlichem D-alpha-Tocopherol (neue Bezeichnung: RRR-alpha-Tocopherol) hinzu.

Mit Vitaminen das LDL-Cholesterin in Schach halten

Die drei B-Vitamine B_6, B_{12}, Folat (= Folsäure) müssen in ausreichender Menge vorhanden sein, um einen erhöhten Homocysteinspiegel als eigenständigen Risikofaktor der Arteriosklerose zu verhindern. Das ist mit einer Brausetablette Vicoferell® Plus pro Tag gewährleistet, in der diese drei B-Vitamine und darüber

199

hinaus Vitamin B_1, Vitamin B_2, die Vitamine Pantothensäure und Nicotinamid, Vitamin C und das Spurenelement Eisen enthalten sind. Ist bereits zu viel Homocystein im Blut, sollte zusätzlich täglich eine halbe Tablette Folarell® mit Folat eingenommen werden, bis dieser Zustand normalisiert ist.

Sowohl Antioxirell® Plus als auch Vicoferell® Plus sind Bestandteile des umfassenderen Vital-Plus-Programms. Es wurde von Ärzten an der Schwarzwald Privatklinik Obertal zur Ergänzung der Therapie im Sinne der so genannten Orthomolekularen Medizin und auch zum Zweck der Nahrungsoptimierung entwickelt, damit jeder Mensch sich wirklich ausreichend mit Vitaminen, Mineralstoffen, Spurenelementen, essenziellen Amino- und Fettsäuren versorgen kann – was bei der heute üblichen Kost nicht immer möglich ist. Das Vital-Plus-Programm besteht aus insgesamt vier so genannten Säulen, in denen jeweils bestimmte Mikro-Nährstoffe so zusammengestellt sind, dass sie individuell dosiert werden und bestmöglich wirksam sein können. Neben Antioxirell® Plus und Vicoferell® Plus sind das Aminorell® Plus mit den Aminosäuren der nicht gärfähigen Hefe, welche die Resorption der in den Kapseln enthaltenen Spurenelemente Zink, Mangan, Kupfer, Molybdän, Chrom fördert, sowie Minerell® Plus als Pulver mit den Mineralstoffen Calcium, Kalium, Magnesium und den Vitaminen C, D, K.

Die Nahrung optimieren

Gesund bleiben mit dem Vital-Plus-Programm

Das Vital-Plus-Programm ist eine wertvolle Hilfe zum Gesundbleiben für die Menschen, die entweder nicht genügend Mikro-Nährstoffe mit der Nahrung aufnehmen, weil diese zu wenig davon enthält, oder die mehr von ihnen benötigen, weil sie Stress und Umweltgiften ausgesetzt sind, Zigaretten rauchen und Alkohol trinken oder bestimmte Medikamente einnehmen müssen.

Sie alle sollten zur Erhaltung ihrer Leistungsfähigkeit und zur Vorbeugung von Krankheiten individuell angepasst oder kurmäßig zwei Mal im Jahr jeweils 90 Tage lang zusätzlich Vitamine, Mineralstoffe, Spurenelemente zu sich nehmen; diese sind in der richtigen Menge und in der richtigen Zusammensetzung in der Vital-Plus-Kombi-Packung enthalten, die es rezeptfrei in allen Apotheken gibt.

Enzyme

Wenn Sie unter starken Blähungen, Völlegefühl leiden oder Wunden nicht mehr heilen wollen, brauchen Sie die so genannten proteolytischen (Eiweiß spaltenden) und häufig auch lipolytischen (Fett spaltenden) Enzyme. Außerdem verbessern sie die Fließeigenschaften des Blutes, sodass das Gewebe wieder besser durchblutet und versorgt wird. Bei schweren Störungen lassen Sie durch eine Laboruntersuchung abklären, ob Ihnen Enzyme fehlen, wenn Sie das 35. Lebensjahr überschritten haben, und ersetzen Sie sie bedarfsgerecht nach Rücksprache mit Ihrem Arzt. In manchen Fällen kann es auch genügen, Enzyme kurmäßig anzuwenden auch ohne vorherige Laborkontrolle.

Eine Enzymkur kann vielerlei Beschwerden lindern

Calcium und Magnesium

Es ist ein Irrtum, anzunehmen, wer älter wird, bereits die ersten Anzeichen einer »Verkalkung« verspürt, der habe zu viel Calcium. Mit zunehmendem Alter ist meistens sogar ein akuter Calciummangel gegeben, vor allem bei Frauen. Die Folgen sind Osteoporose – instabile, brüchig gewordene Knochen. Es ist deshalb wichtig – wiederum schon spätestens ab dem 40. Lebensjahr –, dass Calcium mehr oder weniger regelmäßig eingenommen wird. Ebenso wichtig ist jedoch,

Alte Menschen leiden oft unter Calciummangel

dass man immer zugleich auch den »Gegenspieler« Magnesium einnimmt – vor allem dann, wenn wenig Milch und Milchprodukte konsumiert werden.

Mit der üblichen Mischkost allein ist der Bedarf schwerlich zu decken. Das hat eine neue Untersuchung bestätigt: Alle analysierten Nahrungsmittel enthielten durchschnittlich 18 Prozent weniger Magnesium, als in den gängigen Tabellen angegeben ist; 59 Prozent der Frauen und sogar 66 Prozent der Männern nahmen deshalb nicht einmal so viel Magnesium zu sich, wie es die Deutsche Gesellschaft für Ernährung empfiehlt. Ich empfehle daher die regelmäßige Zufuhr der Mineralstoffe mit Präparaten zur Optimierung der Ernährung; Calcium und Magnesium sind in ausgewogener Dosierung in Minerell® Plus (rezeptfrei, Apotheke) enthalten. Die genaue, für Sie richtige Dosierung sollten Sie mit Ihrem Arzt besprechen. Ich rate in der Regel allen Patienten über 40, jeden Abend gleichzeitig Calcium und Magnesium einzunehmen – und zwar über einige Wochen hinweg. Legen Sie dann eine ebenso lange Pause ein, und beginnen Sie mit der Einnahme von Calcium und Magnesium erneut. Magnesium brauchen Sie vor allem bei großem Stress und dann, wenn Ihnen Wadenkrämpfe in den Morgenstunden kurz vor dem Aufstehen einen Magnesiummangel signalisieren.

Fast zwei Drittel der Bevölkerung leiden an Magnesiummangel

Aspirin

In den USA hat man in einem umfangreichen Test die Wirkung der Acetylsalicylsäure (Aspirin) als Herzinfarkt-Schutzmittel untersucht. Man verabreichte Männern über 50 täglich ein Aspirin, um zu sehen, ob dieser Wirkstoff, von dem man weiß, dass er das Blut »flüssiger« macht und somit die Thrombosebildung vermindert, dem Herzinfarkt vorbeugen kann. Das Expe-

Aspirin verflüssigt das Blut

riment erbrachte den Beweis für diese präventive Wirkung des Arzneistoffes. Neuere Untersuchungen ergaben, dass dafür ganze 30 Milligramm Acetylsalicylsäure pro Tag ausreichend sind. Darüber hinaus gibt es heute Beweise dafür, dass das regelmäßige Einnehmen sogar das Risiko mindert, an Darmkrebs zu erkranken. Nach wie vor ist Aspirin ein bewährtes Mittel gegen Kopfschmerzen und Migräne. Weil es die Schleimhaut im Magen reizt, wird es allerdings nicht von jedem Menschen vertragen.

Aspirin beugt Herzinfarkt und Darmkrebs vor

203

Anhang

Erklärung medizinischer Begriffe

Allergie
Das Immunsystem des Körpers reagiert auf harmlose Substanzen, als wären sie gefährliche Krankheitserreger oder Gifte. Er stellt spezielle Abwehrstoffe gegen sie her, die so genannten Antikörper. Sie bilden dann beim Zusammentreffen mit dem Antigen – der vermeintlich feindlichen Substanz – einen Antigen-Antikörper-Komplex, der schließlich von den »Fresszellen« vernichtet werden muss. Manche Herz-Kreislauf-Erkrankung ist das Ergebnis einer derart falschen Reaktion, weshalb bei allen Herz-Kreislauf-Störungen früher einmal auch an eine Allergie gedacht wurde; heute hat man sich von dieser Vorstellung entfernt.

Angina Pectoris
Krampfartige Herzschmerzen bei Anstrengungen, speziell beim Treppensteigen. Die Schmerzen treten meistens unter dem Brustbein auf und können bis in den linken Oberarm oder auch in den Kieferbereich ausstrahlen. Hintergrund ist ein Herzmuskelkrampf infolge ungenügender Blutversorgung des Muskels. Jede Angina Pectoris muss als Vorbote eines Herzinfarkts betrachtet werden und bedarf deshalb sorgfältigster ärztlicher Behandlung.

Endokarditis
Herzinnenhautentzündung, bei der meistens die Herzklappen betroffen sind. Es besteht die Gefahr, dass die
Herzklappen dabei missgebildet werden und infolgedessen nicht mehr richtig schließen.

Herzasthma (Asthma cardiale)
Anfallsweise, besonders nachts auftretende Atemnot,
die infolge einer Linksherzinsuffizienz ausgelöst wird.
Dabei werden auch die Bronchien krampfartig verengt. Die Patienten sitzen oft aufrecht im Bett und
werden von Husten gequält. Bei dieser Krankheit ist
ärztliche Hilfe nötig.

Herzfehler
Meistens handelt es sich um angeborene Fehlbildun-
gen, etwa ein Loch in der Scheidewand oder Herz-
klappen-Verbildungen. Ein Herzfehler kann auch durch
ein rheumatisches Fieber nach einer verschleppten
Infektion zustande kommen.

Herzflimmern
Man spricht vom Vorhofflimmern oder vom Kammerflimmern, wenn sich die betreffenden Herzmuskeln
nicht mehr kraftvoll zusammenziehen und entspannen, sondern nur noch unrhythmisch »flimmern«. Dabei handelt es sich um eine Herzrhythmusstörung, die
sofortiger ärztlicher Hilfe bedarf.

Herzgeräusche
Sie haben nichts mit den Herztönen zu tun, sondern
sind Geräusche, die durch einen gestörten Blutfluss
im Herzen entstehen. Der Arzt kann aus ihnen auf
Herzerkrankungen und Herzfehler rückschließen.

Herzinsuffizienz

So nennt man eine Herzmuskelschwäche, bei der das Herz nicht mehr die erforderliche Förderleistung erbringt. Es hat nicht mehr die Kraft, die venöse Blutmenge aufzunehmen. Daraus resultieren Rechts- und Linksherzinsuffizienz mit den entsprechenden »Staus« vor den Vorhöfen des rechten und linken Herzens. Der Arzt kann diese Störung im Belastungs-EKG feststellen.

Herzjagen

Der Arzt spricht von Tachykardie, wenn die Frequenz der Herzschläge in Ruhe über 90 pro Minute hinausgeht. Ein vorübergehendes Herzjagen ist fast immer ungefährlich. Man darf nur nicht in Panik geraten, sondern muss zur Ruhe finden. Ein kaltes Armbad hilft meistens rasch.

Hormone

Diese körpereigenen Steuerungs- und Funktionsstoffe werden größtenteils von Drüsen gebildet und bei Bedarf ins Blut abgegeben. Dazu gehören unter anderem die Hormone der Schilddrüse, der Bauchspeicheldrüse, der Nebennieren, die Sexualhormone und auch die Thymuspeptide, die unentbehrlich sind für die Ausbildung von Vorläuferzellen aus dem Knochenmark in der Thymusdrüse zu spezialisierten T-Lymphozyten für das Immunsystem. Manche Hormone, die so genannten Gewebshormone, werden in den Zellen produziert. Dazu gehört das Histamin. Alle Hormone stehen untereinander in ständigen Wechselbeziehungen und halten sich im Gleichgewicht. Wenn ein Hormon versiegt oder unkontrolliert überhand nimmt, sind alle anderen Hormone mitbetroffen.

Immunsystem
Die Gesamtheit der sehr komplizierten und vielgestaltigen biologischen Funktionseinheit, die in jedem Moment des Lebens den Menschen sowohl vor Angriffen von außen durch Erreger aller Art, Gift- und Schadstoffe als auch vor Schädigung von innen her durch abgestorbenes Gewebe und veränderte Zellen, insbesondere vor Krebszellen, schützt. Unerlässliche Voraussetzung dafür ist, zwischen »körpereigen« und »körperfremd« unterscheiden zu können. Diese Fähigkeit erlernen die T-Lymphozyten mit Unterstützung der Thymusdrüse.

Pericarditis
Entzündung des Herzbeutels, die zum Panzerherz führen kann.

Vegetatives Nervensystem
Autonomes, weitgehend nicht dem Willen und dem Bewusstsein unterworfenes Nervensystem, das alle Lebensfunktionen des Körpers von der Atmung über den Herzschlag bis hin zur Verdauung regelt. Sympathisches und parasympathisches System steuern unterschiedliche Funktionen. So wird das Herz vom Sympathikus beschleunigt, werden die Gefäßmuskeln von ihm gestrafft, die Magentätigkeiten dagegen von ihm gehemmt, vom Parasympathikus wird die Herztätigkeit gedrosselt, werden die Gefäße erweitert, die Koronargefäße dagegen geweitet, die Magentätigkeit angeregt.

Die Herz-Schutz-Diät nach Dr. Geesing

Wenn Sie Ihr Herz gesund und das Immunsystem intakt halten wollen, dann sollten Sie diese spezielle Heildiät zwei Mal im Jahr an jeweils fünf aufeinander folgenden Wochenenden durchführen, am besten im Frühjahr und im Herbst. Diese Diät ist an der Schwarzwald Privatklinik Obertal entwickelt worden. Sie kann dort erprobt und dann auch in den »Alltag« mitgenommen werden. Halten Sie sich in etwa an folgende Rezepte:

1. Wochenende

Freitag
• Abendessen
2 rohe Äpfel oder 2 Bratäpfel
Getränk: 1 Portion Kräutertee

Samstag
• Frühstück
Hafer-Apfel-Müsli mit 60 g Haferflocken oder geschrotetem Korn mit 3 Walnüssen, 20 g Rosinen, 1 Msp. Honig, $1/8$ l Milch, $1/2$ Apfel in Würfel geschnitten
Getränk: 1 Portion Kräutertee, Schwarztee oder Idee-Kaffee

• Mittagessen
Vorspeise: Gemüsesalate (je 50 g gedünstete Kohlrabi, Bohnen, Karotten, Sellerie mit 2 Suppenlöffeln Joghurt und einem Kaffeelöffel Sonnenblumenöl. Außerdem Petersilie, Liebstöckel und Schnittlauch, Pfeffer aus der Mühle)

Hauptgang: 2 gefüllte Paprikaschoten mittlerer Größe, gefüllt mit 15 g gekochtem Grünkern, 50 g zerdrücktem Tofu mit Sojasauce und Oregano gewürzt
Eventuell 50 g Reis als Beilage

• Abendessen
200 g Salat von frischen Früchten, Obst der Jahreszeit, möglichst wenig Steinobst

Sonntag
• Frühstück
1 Magerjoghurt mit 3 Scheiben Knäckebrot, 1 großer Apfel
Getränk: 1 Portion Kräutertee, Schwarztee oder Idee-Kaffee

• Mittagessen
Vorspeise: 1 Tasse kräftige Rinderbrühe (vom Hauptgang)
Hauptgericht: 150 g gekochtes Rindfleisch mit 5–10 g geriebenem Meerrettich, 50 g geriebener Apfel, 100 g Sellerie, 100 g Karotten, 2 Dampfkartoffeln
Dessert: Birnensalat mit Magerjoghurt, bestehend aus 1 Birne und 50 g Magerjoghurt, evtl. 1 Msp. Honig

• Abendessen
250 g Kräuterquark mit 2 Pellkartoffeln
Getränk: 1 Portion Kräutertee oder Mineralwasser

Montag
• Frühstück
$1/4$ l frisch gepresster Orangensaft, 1 Magerjoghurt mit $1/2$ Banane

2. Wochenende

Freitag
• Abendessen
Vorspeise: 100 g rohes Sauerkraut
Hauptgang: 2 Pellkartoffeln mittlerer Größe mit 200 g
Quark
Der Quark wird mit frischem Schnittlauch zubereitet

Samstag
• Frühstück
Hafer-Apfel-Müsli mit 60 g Haferflocken oder geschrotetem Korn mit 3 Walnüssen, 20 g Rosinen, 1 Msp.
Honig, $1/8$ l Milch, $1/2$ Apfel in Würfel geschnitten
Getränk: 1 Portion Kräutertee, Schwarztee oder Idee-Kaffee

• Mittagessen
Vorspeise: 100 g Ananaskraut (Sauerkraut roh + 50 g
frische Ananas, fein geschnitten)
Hauptgang: 120 g gekochtes Putenkasseler mit 2 Pellkartoffeln sowie 150 g milchsaurem Gemüse (vom
Reformhaus)

• Abendessen
250 g Hüttenkäse mit 2 Pellkartoffeln
Dessert: 200 g Salat von frischen Früchten

Sonntag
• Frühstück
3 Knäckebrotscheiben, 2 Scheiben Rindswurst oder
Rinderschinken
Getränk: $1/4$ l Obstsaft, 1 Portion Kräutertee, Schwarztee oder Idee-Kaffee

• Mittagessen
Vorspeise: Rohkost von Gemüsen (je 80 g Kohlrabi,
Karotten, Sellerie mit 4 EL Joghurt, etwas Orangensaft
und Sonnenblumenöl sowie gehackte Nüsse)
Hauptgang: 150 g Rindersteak aus der Grillpfanne mit
1 Tomate und 200 g Brokkoli

• Abendessen
2 Rühreier mit Schnittlauch, 2 Pellkartoffeln

Montag
• Frühstück
Hafer-Apfel-Müsli mit 60 g Haferflocken oder geschro-
tetem Korn mit 3 Walnüssen, 20 g Rosinen, 1 Msp.
Honig, $1/8$ l Milch, $1/2$ Apfel in Würfel geschnitten
Getränk: 1 Portion Kräutertee, Schwarztee oder Idee-
Kaffee

3. Wochenende

Freitag
• Abendessen
Vorspeise: 1 Tasse Gemüsebrühe
Hauptgang: 200 g Blumenkohl, gekocht, mit 100 g
Putenschinken, 2 Petersilienkartoffeln
Dessert: Apfelkompott von 1 Apfel mit 200 g Rosinen

Samstag
• Frühstück
Hafer-Apfel-Müsli mit 60 g Haferflocken oder geschro-
tetem Korn mit 3 Walnüssen, 20 g Rosinen, 1 Msp.
Honig, $1/8$ l Milch, $1/2$ Apfel in Würfel geschnitten
Getränk: 1 Portion Kräutertee, Schwarztee oder Idee-
Kaffee

● Mittagessen
Vorspeise: 150 g Rettichsalat
Hauptgang: Gemüseeintopf mit Kartoffeln und Soja-
würstchen (bestehend aus 200 g unterschiedlichem
Gemüse, 80 g Kartoffeln sowie 2 Sojawürstchen)

● Abendessen
Vorspeise: Blattsalate der Saison mit Joghurtdressing
Hauptgang: 2 Scheiben Putenwurst, 2 Scheiben Eda-
mer 20 %, 2 Scheiben Vollkornbrot, 10 g Butter

Sonntag
● Frühstück
1 Apfel, 120 g Kräuterquark, 2 Scheiben Vollkornbrot
Getränk: 1 Portion Kräutertee, Schwarztee oder Idee-
Kaffee

● Mittagessen
Vorspeise: 1 Tasse Rinderbrühe mit Gemüseeinlage
Hauptgang: 2 Lammfilets, 120 g, aus der Grillpfanne
mit 200 g grünen Bohnen, 2 Pellkartoffeln
Dessert: $1/4$ Honigmelone

● Abendessen
Große Salatplatte mit Kräuterdressing, garniert mit
1 hart gekochten Ei

Montag
● Frühstück
Hafer-Apfel-Müsli mit 60 g Haferflocken oder geschro-
tetem Korn mit 3 Walnüssen, 20 g Rosinen, 1 Msp.
Honig, $1/8$ l Milch, $1/2$ Apfel in Würfel geschnitten
Getränk: 1 Portion Kräutertee, Schwarztee oder Idee-
Kaffee

4. Wochenende

Freitag
• Abendessen
Vorspeise: 75 g Gartenkresse in Joghurtdressing
Hauptgang: 2 Pellkartoffeln mit 200 g Quark, mit
frischem Schnittlauch zubereitet

Samstag
• Frühstück
1 Glas frische Milch, 3 Scheiben Knäckebrot mit 10 g
Butter

• Mittagessen
Vorspeise: Gemüserohkost (bestehend aus 70 g Karotten, 70 g Sellerie, 50 g geraspeltem Apfel, 20 g Joghurt,
1 TL Sonnenblumenöl, 20 g gehackte Mandeln)
Hauptgang: 150 g Kalbslendchen aus der Grillpfanne
mit 200 g Blumenkohl

• Abendessen
125 g Vollkornspaghetti mit Tomatensauce, 1 Apfel

Sonntag
• Frühstück
1 Glas frische Milch, 1 weich gekochtes Ei, 2 Scheiben
Vollkornbrot mit 10 g Butter

• Mittagessen
Vorspeise: leichte Gemüsesuppe
Hauptgang: $1/_2$ Hähnchen vom Grill mit Salaten
Dessert: 1 Orange

• Abendessen
Käseplatte mit magerem Käse (60 g Käse, dazu 2 Scheiben Vollkornbrot)
Getränk: 1 Portion Kräutertee
Dessert: 1 Birne

Montag
• Frühstück
Hafer-Apfel-Müsli mit 60 g Haferflocken oder geschrotetem Korn mit 3 Walnüssen, 20 g Rosinen, 1 Msp. Honig, $^{1}/_{8}$ l Milch, $^{1}/_{2}$ Apfel in Würfel geschnitten
Getränk: 1 Portion Kräutertee, Schwarztee oder Idee-Kaffee

5. Wochenende

Freitag
• Abendessen
3 rohe Äpfel mittlerer Größe

Samstag
• Frühstück
Hafer-Apfel-Müsli mit 60 g Haferflocken oder geschrotetem Korn mit 3 Walnüssen, 20 g Rosinen, 1 Msp. Honig, $^{1}/_{8}$ l Milch, $^{1}/_{2}$ Apfel in Würfel geschnitten
Getränk: 1 Portion Kräutertee, Schwarztee oder Idee-Kaffee

• Mittagessen
Vorspeise: 200 g Rohkost von Zucchini und Tomaten mit Obstessig, 1 TL Olivenöl
Hauptgang: 150 g Zanderfilet, in der Grillpfanne gegart, mit 100 g Blattspinat, 1 Pellkartoffel

• Abendessen
Großer Obstsalat aus heimischen Obstsorten

Sonntag
• Frühstück
1 Magerjoghurt, 1 Apfel
Getränk: 1 Portion Kräutertee, Schwarztee oder Idee-Kaffee

• Mittagessen
Vorspeise: Rinderbrühe mit Schnittlauch oder Petersilie
Hauptgang: 150 g gekochtes Rindfleisch mit 50 g
geriebenem Apfel, 5–10 g geriebenem Meerrettich,
2 Pellkartoffeln
Dessert: 1 Banane

• Abendessen
5 Scheiben Roastbeef, 100 g, mit leichter Kräuter-
quarksauce und 2 Pellkartoffeln

Montag
• Frühstück
$1/4$ l frisch gepresster Orangensaft
200 g Joghurt mit 50 g Obst

Literaturhinweise

Burgerstein, Lothar: »Heilwirkung von Nährstoffen« (Orthomolekulare Medizin), Haug-Verlag, Heidelberg 1985.

Geesing, Hermann: »Rheuma – vorbeugen, lindern, heilen«, Humboldt-Verlag, München 1979.
»Neue Lebenskraft«, Heyne-Verlag München, 3. Auflage 1984.
»Heilfasten – Der Weg zur neuen Jugend«, Herbig Verlag, München, 3. akt. Auflage 1993.
»Immun-Training – So stärken Sie Ihre körpereigenen Abwehrkräfte«, Herbig Verlag, München, 14. akt. Auflage 2002.
»Allergie Stopp – So findet Ihr Immunsystem die richtigen Antworten auf die Umwelt«, Herbig Verlag, München, 3. akt. Auflage 1995.
»Bio-Balance«, BLV Verlag, München 1993.
»Enzyme – Die beste Waffe Ihres Körpers«, Herbig Verlag, München, 7. Auflage 1990.
»Gesundheit erleben«, BLV Verlag, München 1994.

Halhuber, Carola/Max: »Sprechstunde: Herzinfarkt«, Gräfe und Unzer Verlag, München 1980.

Niestroj, Irmgard: »Natürliche Medizin speziell für Frauen«, BLV Verlag, München 1994.

Niestroj, Irmgard: »So gut wie gesund«, Herbig Verlag, München 2000.

Niestroj, Irmgard: »Rheuma Stopp«, Herbig Verlag, München 2001.

Niestroj, Irmgard, und Pflugbeil, Karl: »Immun durch positives Denken«, Herbig Verlag, München 1998.

Oelze, Fritz: »Herz-Kreislauferkrankungen natürlich behandeln«, Gräfe und Unzer Verlag, München 1984.

Pflugbeil, Karl, und Niestroj, Irmgard: »Vital Plus«, Herbig Verlag, München, 7. Auflage 2001. »Die Vital-Plus-Diät«, Herbig Verlag, München 1994.

Schettler, Gotthard: »Der Mensch ist so jung wie seine Gefäße«, Piper Verlag, München-Zürich 1985.

Wellmer, Warmund: »Biologisch orientierte Arzneitherapie«, Haug Verlag, Heidelberg 1988.

Register

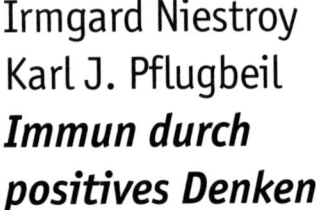

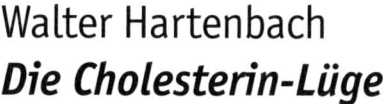

Walter Hartenbach
Die Cholesterin-Lüge

Der Gesundheits-Bestseller – bereits in der 6. Auflage!

Cholesterinsenkung ist für Pharmafirmen und Ärzte ein Milliardengeschäft – aber nach den Erkenntnissen von Professor Walter Hartenbach und führenden Wissenschaftlern unnötig, schädlich und sogar lebensgefährlich.

In seinem allgemein verständlichen Ratgeber räumt Walter Hartenbach mit den größten Irrtümern auf und erklärt die positiven Auswirkungen des Cholesterins auf den menschlichen Organismus. Er beweist, dass die gefürchteten Volkskrankheiten Arteriosklerose und Herzinfarkt nichts mit hohen Cholesterinwerten zu tun haben und zeigt, wie man diese Krankheiten richtig vermeiden kann.

160 Seiten, ISBN 3-7766-2277-6
Herbig

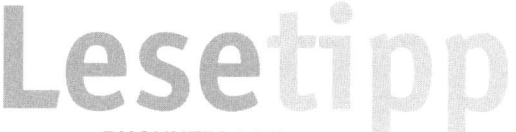

**BUCHVERLAGE
LANGEN MÜLLER HERBIG**
WWW.HERBIG.NET